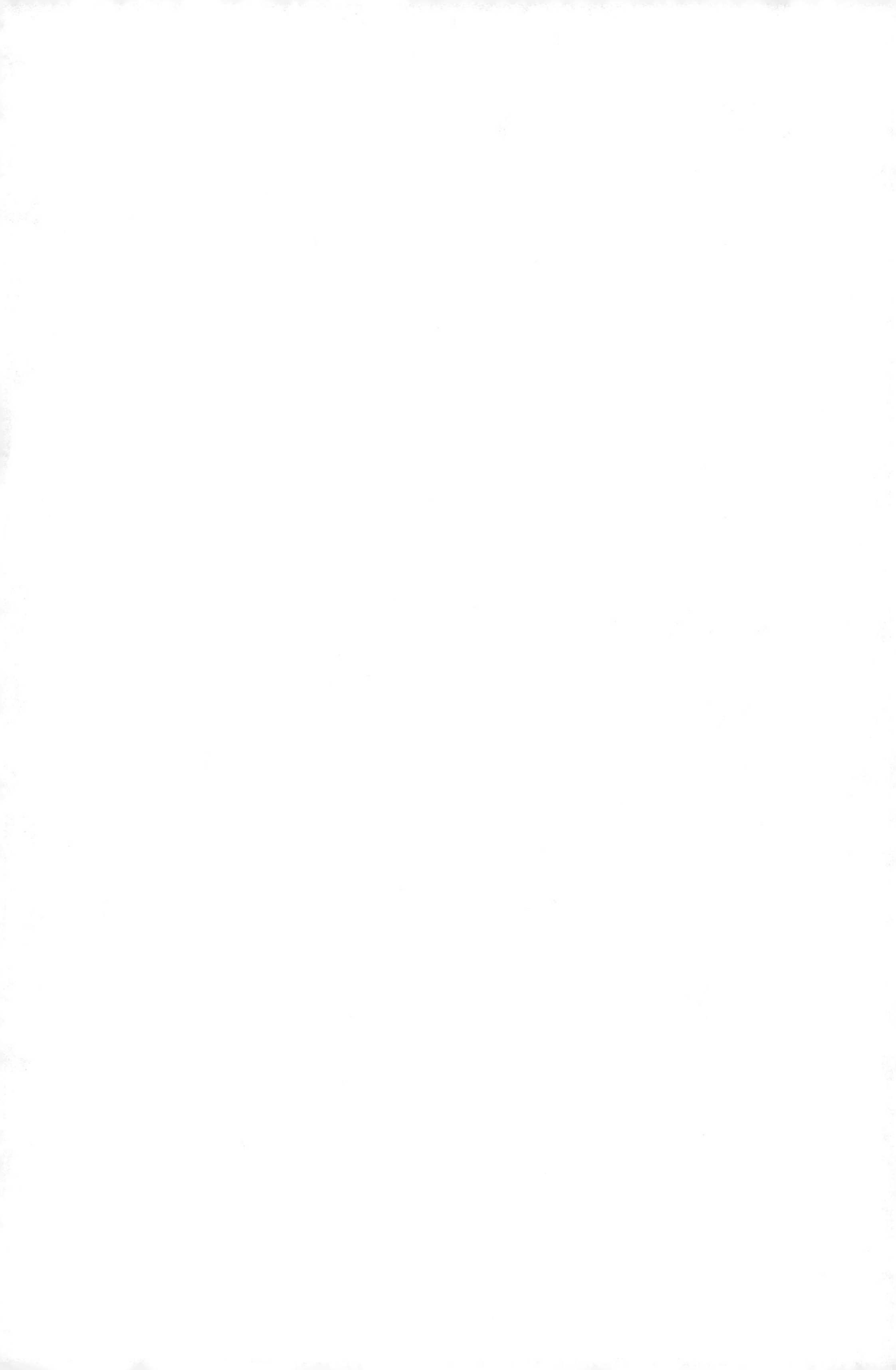

F. P. F.

FORMULAIRE

DES

PHARMACIENS FRANÇAIS

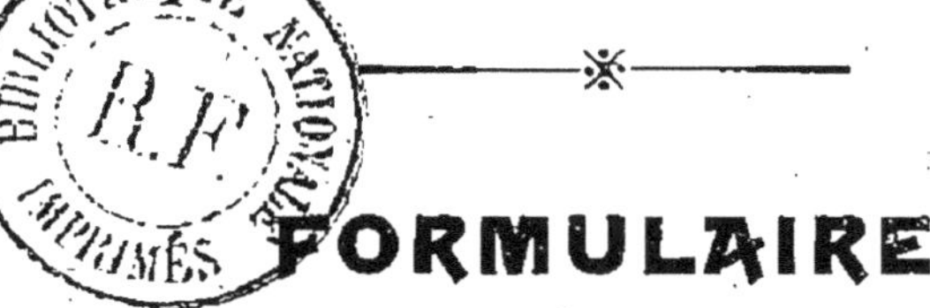

FORMULAIRE

de la Société des Pharmaciens du Loiret

ADOPTÉ PAR

l'Association générale des Pharmaciens de France

Huitième Édition

ANNÉE 1904

ORLÉANS
AUGUSTE GOUT & Cie
Imprimeurs-Éditeurs

COMMISSION DU FORMULAIRE

MM. Dr BAUDRAN, COQUET, Dr GAMEL, Dr ROCHER, Dr VAUDIN,	}	**Délégués de l'Association générale.**

MM. BARRUET, COCHINAL, DUFOUR, GUÉRIN, RABOURDIN,	}	**Délégués de la Société des Pharmaciens du Loiret.**

INTRODUCTION

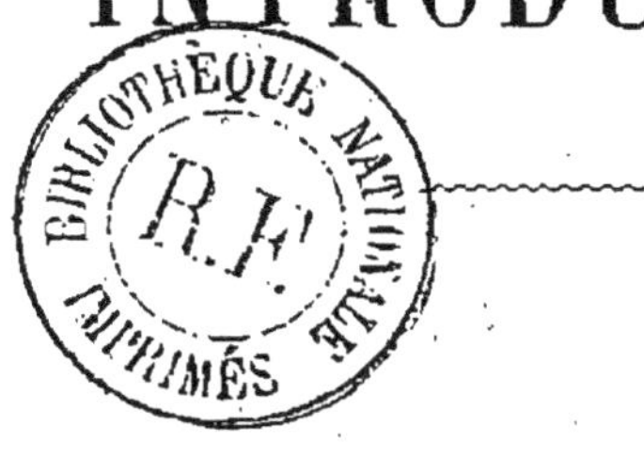

Il y a une quinzaine d'années, la Société des Pharmaciens du Loiret confiait à quelques-uns de ses membres la mission de rédiger les **formules de quelques médicaments** *ne figurant* **ni au Codex, ni dans les Formulaires.**

La Commission composée de MM. Mancy, Piédallu et Rabourdin s'acquitta de sa tâche avec beaucoup de zèle, de science et de désintéressement. Une brochure de quelques pages, résumant leurs travaux, fut répandue, par les soins de la Société, chez les Pharmaciens d'Orléans et du département. Encartée dans le Tarif général des Pharmaciens du Loiret, il en fut distribué, à titre absolument gracieux, 3,000 unités en trois éditions, de 1890 à 1899.

Encouragée par l'accueil favorable fait à cette publication, la Société du Loiret chargea, en 1899, une nouvelle Commission composée de MM. Barruet, Dufour, Guérin, Jouisse et Rabourdin de préparer une nouvelle édition plus détaillée et plus complète.

L'année 1899 est une date à retenir dans l'évolution de ce petit livre. Tandis que les premiers rédacteurs ont un seul but, celui d'apporter aux Pharmaciens des documents précis permettant d'obtenir des remèdes de composition identique dans toutes les pharmacies, leurs successeurs ont des idées plus hautes et plus larges, ils envisagent, non seulement la diffusion des mêmes formules dans les officines, mais ils considèrent encore que leur œuvre doit aussi franchir le seuil du cabinet des Médecins.

Ils réunissent dans leur ouvrage tout ce qui peut intéresser ces derniers : les doses maxima des médiments toxiques, des indications très étudiées sur les produits nouveaux et, enfin, attaquant hardiment les remèdes secrets qui pullulent en France, sous l'œil indifférent de nos maîtres et des magistrats, ils disent aux Médecins : « **Prescrivez les préparations de « notre Formulaire, elles équivalent à celles de « X ou de Z ; vous connaissez leur composition inté- « grale et votre ordonnance peut être exécutée « dans toutes les pharmacies.** »

Une telle attitude devait conduire au succès. Un grand nombre de médecins adoptent le Formulaire de nos confrères d'Orléans. Il est maintenant aussi connu du corps médical que de nos syndicats professionnels, ainsi qu'en témoigne la succession rapide des dernières éditions (1).

La 8e édition paraît sous le patronage de l' **Association générale des Pharmaciens de France** ; *le Formulaire du Loiret, adopté par notre grande Association devient le* **Formulaire général des Pharmaciens français.**

Il a été élaboré par une Commission mixte composée de cinq membres du Conseil d'administration de l'Association générale et de cinq membres de la Société du Loiret.

C'est cette dernière surtout qui a apporté ses travaux ; aussi, en présentant ce nouvel ouvrage aux Médecins

(1) 4e édition 1899, 3,000 exemplaires ; 5e édition 1900, 3,500 exemplaires ; 6e édition 1901, 5,500 exemplaires ; 7e édition 1903, 4,500 exemplaires.

et aux Pharmaciens, notre premier devoir est de rappeler ses études et ses efforts antérieurs, de rendre hommage au dévouement et aux sentiments d'honnêteté qui animent nos confrères.

L'Association générale des Pharmaciens de France, de concert avec la Société du Loiret, va continuer l'œuvre si brillamment commencée. Elle fait appel à toutes les bonnes volontés, demande le concours de tous les Syndicats pour la perfectionner dans l'avenir, la faire connaître aux médecins de leur région, leur en indiquer le but et leur en démontrer les avantages.

Depuis longtemps déjà, un grand nombre de medecins à la demande de certains pharmaciens ou groupements professionnels, ont pris l'habitude de prescrire les médicaments inscrits dans ce recueil. Dans l'intérêt du public en général, il est à souhaiter que cette habitude se répande de plus en plus.

Les malades des Sociétés de Secours Mutuels dont le nombre s'accroît chaque jour, les indigents secourus par l'Assistance Médicale gratuite, pourront ainsi recevoir l'équivalent des spécialités les plus vantées, sans que les dépenses des sociétés, des départements ou des villes soient augmentées.

Le plan du nouvel ouvrage diffère un peu de celui des précédents. Les médecins trouveront, dans la première partie, la nomenclature, par ordre alphabétique, des médicaments et des médications nouvelles ; à chaque titre, ils auront la liste des formes médicamenteuses correspondantes, le mode d'emploi, les doses et l'indication de la page où figure la composition intégrale. Les autres parties du Formulaire restent ce qu'elles étaient antérieurement.

L'Association générale ne négligera rien pour que,

TABLE DES MATIÈRES

PREMIÈRE PARTIE

DEUXIÈME PARTIE

INDEX

PAR ORDRE ALPHABÉTIQUE

des Médicaments et des Médications

CONTENUS DANS LE FORMULAIRE

Acétone

Corps jouissant de la propriété de dissoudre de fortes doses d'iode.

Contient les 3/10 de son poids d'iode.

Collodion dans lequel l'acétone remplace l'alcool.

Acide borique et dérivés

1/4 acide borique, 3/4 borate de sodium.
Gr. 60 par litre.

Gr. 0 05 borate de sodium, gr. 0,05 chlorate de potassium, 2 milligr. chlorhydrate de cocaïne par pastille.

Solution boro-salicylique........................ Page 193

Gr. 1 acide salicylique combiné par cuillerée à bouche.

Sulfo bore...... .... Page 204

Acide borique, hyposulfite de sodium. P. E.

Usage externe :

Une cuillerée à café par verre d'eau.

Acide nucléinique et nucléines

Histogénol

L'acide nucléinique est un produit d'origine organique contenant le phosphore sous une forme chimique identique à celle qu'il affecte dans les noyaux des leucocytes. Il est capable de produire une hyperleucocytose très intense et possède, de ce chef, une action bactéricide énergique. (Neumann, Kitasato et Wassermann).

Son association avec le méthylarsinate de sodium constitue l'histogénol. (Mouneyrat).

Elixir à l'acide nucléinique................ ... Page 130

Une cuillerée à bouche renferme gr. 0,05 d'acide nucléinique et, dans le cas d'addition de gr. 1,30 de méthylarsinate de sodium (arrhénal) par litre, gr. 0,02 de ce sel par cuillerée à bouche.

Sirop de nucléines composées................. Page 223

2 à 3 cuillerées à bouche par jour.

Acide phénique

Phénol

Usage interne :

Gr. 0,05 par cuillerée à bouche.
2 à 3 cuillerées par jour.

Injection hypodermique : 1 à 4 cc.

Injection hypodermique : 1 à 4 cc.

Gr. 0,10 par cuillerée à bouche, associé à gr. 0,02 d'iode.
2 à 3 cuillerées par jour.

Gr. 0,10 par cuillerée à bouche.
2 à 3 cuillerées par jour.

Injection hypodermique : 1 à 2 cc.

Usage externe :

Hydrate liquide soluble dans l'eau.
Gr. 60 par litre de solution au 1/20.

Glyco-phénique.. Page 144

Solution glycérinée au 1/10.
Gr. 100 par litre.

Huile phéniquée, au 1/25.................... Page 150

Mentho-phénol, au 1/4.......................... Page 154

Sert à préparer la solution aqueuse. 3 à 6 %.

Ovules, à gr. 0,25.................................. Page 155

Phénosalyl.. Page 160

60 % de phénol, 7 % d'acide salicylique.
Sert à préparer la solution aqueuse à 3 %.

Vaseline phéniquée, à 2 %...................... Page 209

Acide salicylique et dérivés

Acide salicylique

Usage interne : Gr. 1 à 3 par 24 heures en potion, pilules, prises.

Mellite de dentition, au 1/100................ Page 153

Usage externe :

Collodion ammoniacal salicylé................ Page 123

Phénosalyl.. Page 160

Acide phénique 60 %, acide salicylique 7 %.
1 à 2 cuillerées à bouche par litre d'eau.

Solution borosalicylée .... Page 193

Gr. 1 acide salicylique et gr. 1,50 d'acide borique par cuillerée à bouche.

Vinaigre antiseptique .... Page 222

1 % d'acide salicylique.

Salicylate de méthyle (Ether méthyl salicylique)

L'essence de Wintergreen en est presque entièrement formée.

Usage externe :

Baume au salicylate de méthyle et menthol... Page 119

Salol (Ether phénol-salicylique)

Usage interne : Gr. 0,50 à gr. 2 par jour.

Potion au salol .... Page 167

Usage externe :

Collodion salolé, au 1/10 .... Page 124

Salol camphré .... Page 172

Vaseline salolée, au 1/10 .... Page 209

Salicylate de sodium

Usage interne : Gr. 2 à 10 par jour.

Elixir au salicylate de sodium .... Page 136

Gr. 2 par cuillerée à bouche.

Sirop au salicylate de sodium................ Page 190

Gr. 1 par cuillerée à bouche.

Salipyrine (Salicylate d'antipyrine)

Usage interne : Gr. 0,50 à gr. 6 par jour.

Adrénaline

(Voir *Rénaline*).

Alcalins

Usage interne :

Eau alcaline gazeuse........................ Page 127
Poudre alcalino-phosphatée..................... Page 168
Poudre minérale de Lévy........................ Page 170
Sel de Carlsbad artificiel...................... Page 172
Sirop de bi-carbonate de sodium............... Page 177
Sirop de Gombault.............................. Page 183

Usage externe :

Bain de Bourboule arsenical.................. Page 116
Bain de Néris.................................. Page 117
Bain salin aromatique......................... Page 117
Boro-borax..................................... Page 119

Antipyrine

Synonyme : **Analgésine.**

Usage interne : Gr. 1 à 5 par jour, par gramme ou fractions.

Migrainine .... Page 154

Antipyrine gr. 0,90, caféine gr. 0,09 par cachet.
Un cachet toutes les heures jusqu'à 4.

Elixir d'antipyrine .... Page 130

Gr. 1 par cuillerée à bouche.

Salicylate d'antipyrine (Salipyrine) .... Page 171

Gr. 1 à 6 par jour.

Sirop d'antipyrine .... Page 177

Gr. 1 par cuillerée à bouche.

Antiseptiques

Usage externe :

Acétone iodé .... Page 115

Gr. 3 d'iode pour 10 de solution.

Chlorol vert .... Page 121

(Voir *Mercure*).

Coaltar saponiné .... Page 122

(Emulsion de goudron de houille).

Collargol. — Argent colloïdal.

S'emploie en solution pour injections intra-veineuses et en pommade à 15 %.

Désinfectant Saint-Luc.......................... Page 125

Solution concentrée de chlorure et de sulfate de zinc.

Eau d'Alibour............. .... Page 126

Solution diluée de sulfate de zinc et de sulfate de cuivre dans de l'eau camphrée et safranée.

Eau naphtolée à 0,50 par litre............... Page 129

(Voir *Naphtol*).

Eau quadruple............................ Page 129

Sulfate de zinc, chlorure de sodium, goudron et aloès.

Ether iodoformé .... Page 141

Gr. 1 d'iodoforme par gr. 10.

Formaline.................................. Page 142

Gr. 0,25 de formol par cuillerée à café.

Gélatine de Unna .... Page 142

(Voir *Enduits protecteurs*).

Glyco-phénique............................ Page 144

10 % d'acide phénique.

Huile phéniquée........................... Page 150

4 % d'acide phénique.

Mentho-phénol.............. .... Page 154

25 % d'acide phénique.
(Voir *Menthol* et *Phénol*)

Arsenicaux

Arséniate de fer soluble

Un milligr. pour une dose; 10 milligr. par 24 heures.

Un milligr. par cuillerée à café.

Solution .... Page 192

Un milligr. par cuillerée à café.

Arséniate de sodium

Un milligr. pour une dose ; 10 milligr. par 24 heures.

Bain de Bourboule .... Page 116

Liqueur de Grasset .... Page 152

Un milligr. par cuillerée à café.

Manganate antidiabétique .... Page 153

Gr. 0,25 pour gr. 100.
X à XX gouttes à chaque repas.

Cacodylate de sodium et méthylarsinate de sodium

(Arrhénal ou arsynal)

Gr. 0,01 à 0,05 pour une dose ; gr. 0,10 par 24 heures.

Granules .... Page 146

Gr. 0,01 à gr. 0,05.

Injection hypodermique .... Page 200

Gr. 0,05 par cc.
Maximum : 2 injections par jour.

Solution .... Page 200

Gr. 1 pour cc. 20.
IV gouttes = gr. 0,01.

Arséniate d'antimoine

Forme la base des granules antimoniaux. Chaque granule renferme un milligr. de ce sel.

Granules antimoniaux........................ Page 145

2 à 5 par jour.

Bains

Bains de Bourboule (arsenical)................ Page 116
— **de Kreutznach (bromo-ioduré)**........... Page 116
— **de Néris (chloro-sulfaté)**.............. Page 117
— **salin aromatique (alcalin)**............. Page 117
— **de Salins (bromo-chloro-ioduré)**......... Page 117

Boldo (pneumus boldus)

Elixir de boldo............................ Page 130

Gr. 0,45 d'extrait fluide par cuillerée à bouche; 2 cuillerées par jour.

Bougies médicamenteuses

Iodoforme et autres médicaments........... Page 119

Bromures et bromoforme

Bromures de potassium et de sodium

Usage interne: gr. 0,50 à 10 par jour.

Bromure de calcium

Comme les précédents, surtout employé dans la médication de l'enfance.

Elixir polybromuré........................... Page 136

Une cuillerée à bouche représente gr. 2 du mélange des trois bromures (potassium, sodium, ammonium).

Sirop de chloral bromuré...................... Page 179

Gr. 0,50 de bromure de potassium et gr. 0,50 de chloral hydraté par cuillerée à bouche.

Sirop de bromure de calcium.................. Page 178

Gr. 0,50 de bromure de calcium par cuillerée à bouche.

Bromidia...................................... Page 119

Bromure de potassium gr. 1, chloral hydraté gr. 1, extraits de jusquiame et chanvre indien ââ gr. 0,01 par cuillerée à café.

1 à 4 cuillerées à café le soir.

Bromoforme

Usage interne : gr. 0,05 à 1,50 par jour.

Elixir de bromoforme simple.................. Page 131

IV gouttes de bromoforme par cuillerée à café.

Sirop de bromoforme simple.................... Page 178

Une goutte de bromoforme par cuillerée à café.

Sirop de bromoforme composé................. Page 178

Gr. 0,02 de bromoforme et gr. 0,01 de codéine par cuillerée à bouche.

Cacodylate de sodium

(Voir *Arsenicaux*).

Caféine

Synonyme : théine, guaranine.
Origine : principe actif du café, du thé et du guarana.
Usage interne : gr. 0,25 à 2 par jour.

Migrainine .... Page 154

Gr. 0,09 de caféine et gr. 0,90 d'antipyrine par cachet. 1 à 4 par jour à une heure d'intervalle.

Pilules de caféine .... Page 164

Gr. 0,10 de caféine et gr. 0,02 de sulfate de quinine par pilule.

Vin de caféine .... Page 211

Gr. 0,15 de caféine par cuillerée à bouche.

Vin de caféine composé .... Page 212

Gr. 0,075 de caféine et gr. 0,15 d'extrait de quinquina rouge sec par cuillerée à bouche.

Médication hypodermique (Voir Codex).

Cascara sagrada

Rhamnus purshiana, arbuste d'Amérique dont l'écorce jouit de propriétés laxatives.

Usage interne : Poudre, gr. 0,25 à 1 par jour.
Extrait fluide, gr. 0,50 à 3 par jour.

Elixir de cascara .... Page 131

Gr. 0,75 d'extrait fluide de cascara par cuillerée à bouche.

2 à 3 cuillerées à bouche par jour.

Pilules de cascara .... Page 164

Gr. 0,15 d'extrait de cascara par pilule.

1 à 2, le soir.

Chloral

La forme hydrate de chloral ou chloral hydraté est seule employée.

Usage interne : gr. 1 à 5 par jour.

Usage externe : vésicatoire indolore.

Bromidia .... Page 119

(Voir *Bromures*).

Chlorétone inhalant .... Page 193

Chlorétone, camphre, menthol et pétrole.

Vésicatoire indolore .... page 210

A base de chloral et de menthol.

Chlorures et Chloroforme

Sirop de chlorure de calcium .... Page 179

A 5 °/₀.

1 à 2 cuillerées par jour.

Baume opodeldoch chloroformé .... Page 118

10 % de chloroforme.

Baume chloroformique .... Page 118

30 % de chloroforme.

Chloridia .... Page 121

2 à 6 cuillerées à café par jour.

Eau chloroformée .... Page 126

Gr. 100 renferment environ gr. 0,90 de chloroforme.

Vaseline chloroformée au 1/10 .... Page 207

Coca

Elixir chlorhydro-pepsique composé (coca, quinquina, pepsine) .... Page 131

Elixir de coca .... Page 132

Gr. 0,75 d'extrait fluide de coca par cuillerée à bouche.

Elixir de coca et terpine .... Page 137

Gr. 0,75 d'extrait fluide et gr. 0,10 de terpine par cuillerée à bouche.

Granulé de coca .... Page 146

Gr. 0,25 par gr. 5.

Vin de coca .... Page 212

Vin de coca phosphaté .... Page 213

Gr. 0,30 de phosphate monocalcique par cuillerée à bouche.

Vin de coca ferrugineux... .... Page 213

Gr. 0,125 de citrate de fer par cuillerée à bouche.

Vin reconstituant (Coca, quinquina, cacao, viande, phosphate) .... Page 221

Cocaïne

Chlorhydrate de cocaïne.

Gr. 0,04 pour une dose, gr. 0,10 par 24 heures.

Chloridia.................................. Page 121

5 milligr. par cuillerée à café.
2 à 6 cuillerées à café par jour.

Elixir de pepsine cocaïné.................. Page 135

Gr. 0,02 par cuillerée à bouche.

Mellite cocaïné pour la dentition........ ...... Page 153

Ovules..................................... Page 155

A gr. 0,05 et 0,10.

Pastilles boro-chloratées cocaïnées........... Page 159

2 milligr. par pastille.

Poudre cocaïnée mentholée.................. Page 169

1/50, contre le coryza.

Sirop de cocaïne........ .... Page 180

Gr. 0,02 par cuillerée à bouche.

Sirop de dentition cocaïné....... .... Page 181

Colchique

Teinture (Voir Codex).

Gr. 1 à 5 par jour.

Collodions et enduits protecteurs

Colombo

Jateorhiza palmata, plante du Mozambique, renfermant de la colombine et de la berbérine, très amer.

Usage interne : Poudre, gr. 0,50 à 2.
Infusé, gr. 10 o/oo.

Sirop de colombo.. Page 180

Gr. 1 environ de colombo par cuillerée à bouche.

Sirop de colombo ferrugineux.................. Page 180

Gr. 1 de colombo et gr. 0,10 de citrate de fer par cuillerée à bouche.

Condurango

Gonolobus condurango, plante américaine, dont le principe actif semble être la condurangine.

Usage interne : Poudre, gr. 1 à 4 par jour.
Extrait fluide, même dose.

Elixir de condurango.................................. Page 132

Gr. 0,50 d'extrait fluide par cuillerée à bouche.

Convallaria maïalis (Muguet)

L'action sur le cœur est due à la convallamarine, gr. 0,02 à 0,10 par jour.

Usage interne : Infusé, gr. 3 à 7 o/oo.
Extr. alcoolique, gr. 0,50 à 2 par jour.

Sirop de convallaria................................ Page 181

Gr. 0,50 d'extrait alcoolique de convallaria par cuillerée à bouche.

Collargol (Argent colloïdal)

Usage interne : voie stomacale, 1 à 5 centigr. par jour.
— voie hypodermique, 2 à 5 centg. —
Usage externe : Pommade.

Pilules de collargol .... Page 164

Une pilule renferme un centigr. de collargol.

Solution pour voie gastrique .... Page 194

Solution albumineuse à 1 °/₀ de collargol.
1 à 2 cuillerées à café par 24 heures.

Pommades de collargol .... Page 167

a) **Pommade de Crédé** dosée à 15 °/₀ de collargol.

b) **Pommade de Netter**, même dosage.

Gr. 1 à 3 de pommade par friction.

Solution pour injections intraveineuses ..... Page 194

Solution dosée à 1 °/₀ de collargol.
2 à 5 centimètres cubes par injection.

Crayons médicamenteux

A l'huile de croton .... Page 124

A l'iodoforme et autres médicaments .... Page 125

Créosote

La créosote employée en pharmacie est retirée des goudrons de hêtre. Elle doit renfermer 20 °/o de gaïacol cristallisable.

Usage interne : Gr. 0,10 à 1 par jour.

NOTA. — *Toutes les préparations de créosote doivent être administrées étendues de 5 à 6 fois leur volume d'eau.*

Glycorhum créosoté........................ Page 144

Gr. 0,15 par cuillerée à bouche.
1 à 5 cuillerées à bouche par jour.

Pilules de créosote........................ Page 164

Gr. 0,10 par pilule.
4 à 10 pilules par jour.

Pilules de créosote iodoformées............... Page 165

Gr. 0,10 de créosote et gr. 0,01 d'iodoforme par pilule.
2 à 6 pilules par jour.

Pilules de créosote phosphatées.............. Page 165

Gr. 0,10 de créosote et gr. 0,10 de phosphate bicalcique par pilule.
4 à 10 pilules par jour.

Sirop de créosote........................ Page 181

Gr. 0,075 par cuillerée à bouche.
4 à 5 cuillerées à bouche par jour.

Sirop de phosphate de calcium créosoté........ Page 188

Voir *Phosphate*).

Solutions de créosote......................... Page 195

Solution de phosphate de calcium créosoté .... Page 202

(Voir *Phosphate*).

Vin créosoté .... Page 213

Gr. 0,075 par cuillerée à bouche.
2 à 5 cuillerées à bouche par jour.

Vin créosoté phosphaté....................... Page 213

(Voir *Phosphate*).

Vin iodotannique créosoté.................... Page 216

Gr. 0,075 de créosote ; gr. 0,03 d'iode, combiné avec le tannin, par cuillerée à bouche.
2 cuillerées à bouche par jour.

Vin tannique créosoté........................ Page 221

Gr, 0,075 de créosote par cuillerée à bouche.
2 cuillerées à bouche par jour.

Digitale

Pilules antigoutteuses....................... Page 163

5 milligr. d'extrait de digitale par pilule, avec extrait de colchique et sulfate de quinine.
1 à 4 milligr. par jour.

Poudre antiasthmatique....................... Page 168

15 °/o de poudre de feuilles de digitale avec belladone, datura et jusquiame.
Fumigations.

Digitaline

A. — Solution de digitaline cristallisée........ Page 196

Usage interne (Codex) :

Un gramme ou cinquante gouttes, renferme un milligr. de digitaline cristallisée.

Dose maxima pour un jour : L gouttes (rarement en une seule fois) et sur prescription formelle.

B. — Injection hypodermique................ Page 196

1/4 milligr. par centimètre cube.

Dose maxima : 2 centimètres cubes par jour.

Oxymel diurétique de Beaujon (Gubler)........ Page 157

Digitale, ergotine et bromure.

Vin antihydropique...... .... Page 211

Gr. 0,12 de feuilles de digitale par cuillerée à bouche. 2 à 3 cuillerées par jour avant les repas, dans la tisane de queues de cerises.

Drosera

Sirop de drosera............................ Page 181

Gr. 0 10 de teinture par cuillerée à café.

4 à 5 cuillerées à café par jour chez les enfants.

Eaux minérales artificielles

Eau alcaline gazeuse................................ Page 127

Eau ferrugineuse................................... Page 128

Eau purgative au sulfate de magnésium....... Page 128

Eau purgative au sulfate de sodium........... Page 128

Eau purgative au double sulfate................. Page 128

Eau purgative concentrée......................... Page 128

Eau sulfureuse.. Page 129

Emulsions d'huile de foie de morue Page 139

Ergot de seigle

Doit son activité à l'ergotinine (Tanret).

L'ergotine de Bonjean est, ainsi que celle du Codex, un extrait hydroalcoolique d'ergot de seigle.

Ergotine

Gr. 1 à gr. 4 par 24 heures.

Liqueur titrée d'ergot (Ergotine Yvon)....... Page 140

Dosée à gr. 1 d'ergot de seigle par centimètre cube.

1 à 10 centimètres cubes par 24 heures en injections hypodermiques.

Sirop d'ergotine .... Page 182

Gr. 0,40 d'ergotine par cuillerée à bouche.
4 à 5 cuillerées à bouche par 24 heures.

Ergotinine

1 à 3 milligr. par 24 heures.

Extraits fluides

Page 141

Formules de la Pharmacopée américaine.

Farines alimentaires

Farine nutritive .... Page 142

Racahout .... Page 170

Ferrugineux

Arséniate de fer soluble

Un milligr. pour une dose ; 10 milligr. par 24 heures.

Sirop .... Page 177

Un milligr. par cuillerée à café.

Solution.. Page 192

Un milligr. par cuillerée à café.

Chlorure de fer (Proto)

Gr. 0,10 pour une dose.

Elixir.. Page 132

Gr. 0,10 par cuillerée à bouche.

Sirop.. Page 180

Gr. 0,10 par cuillerée à bouche.

Glycérophosphate de fer

Gr. 0,20 pour une dose.

Solution.. Page 198

Gr. 0,20 par cuillerée à bouche.

Injection hypodermique........................ Page 198

Gr. 0,05 par cent. cube.

Iodure de fer (Proto)

Gr. 0,10 pour une dose.

Elixir.. Page 133

Gr. 0,10 par cuillerée à bouche.

Sirop antiscorbutique ou raifort iodoferré .... Page 177

Gr. 0,10 par cuillerée à bouche.

Peptonate de fer

Gouttes concentrées .... Page 159

Gr. 0,01 fer métallique par 25 gouttes ou gr. 1.

Elixir .... Page 135

Gr. 0,01 fer métallique ou gr. 1 peptonate de fer par cuillerée à bouche.

Phosphate de fer

Gr. 0,10 pour une dose.

Sirop .... Page 188

Gr. 0,10 par cuillerée à bouche.

Pyrophosphate de fer et de sodium

Gr. 0,10 pour une dose.

Solution .... Page 202

Gr. 0,10 par cuillerée à bouche.

Sulfate de fer

Eau ferrugineuse .... Page 128

Gr. 0,15 0/00.

Tartrate de fer et de potassium.

Eau alcaline gazeuse........................... Page 127

Gr. 0,01 0/00.

Sirop iodoferré........................... Page 183

Gr. 0,40 par cuillerée à bouche.

Hémoglobine

Gr. 1 pour une dose ; gr. 4 par 24 heures.

Elixir.. Page 133

Gr. 1 par cuillerée à bouche.

Sirop.. Page 183

Gr. 1 par cuillerée à bouche.

Vin.. Page 215

Préparation défectueuse.

Gaïacol cristallisé

Principe actif de la créosote. — On ne doit employer pour l'usage interne que le gaïacol synthétique (*Ether monométhylique de la pyrocatéchine*).

Usage interne : gr. 0,10 à 0,50 par jour.

Huile de foie de morue gaïacolée........... Page 147

Gr. 0,15 par cuillerée à bouche.

Huile gaïacolée pour injections hypodermiques. Page 148

Gr. 0,10 de gaïacol par centimètre cube.
Gr. 0,10 à 0,50 de gaïacol par jour.

Huile de gaïacol iodoformée pour injections hypodermiques........................... Page 148

45 milligr. de gaïacol et 10 milligr. d'iodoforme par centimètre cube.

Sirop de gaïacol.............................. Page 182

Gr. 0,15 par cuillerée à bouche.
Une à 3 cuillerées à bouche par jour.

Vin de gaïacol............................... Page 214

Gr. 0,20 par cuillerée à bouche.
Une à 3 cuillerées à bouche par jour.

Vin de gaïacol au quinquina.................. Page 214

Gr. 0,20 de gaïacol et gr. 0,40 d'extrait de quinquina par cuillerée à bouche.
2 cuillerées à bouche par jour.

Ferments digestifs

I° Pepsine

Principe actif de la digestion gastrique

LE CODEX INDIQUE :

a) **Une pepsine extractive** au titre **50.** — Gr. 1 de

cette pepsine doit peptoniser **gr. 50 de fibrine** essorée humide, soit gr. 200 de viande environ.

Gr. 0 50 à 2.

b) **Une pepsine amylacée** au titre 20. — Gr. 1 de cette pepsine peptonise **gr. 20 de fibrine sèche,** soit gr. 80 de viande environ.

Dose : gr. 1 à 4 par jour.

NOTA. — Toutes les préparations inscrites au *Formulaire* sont faites avec la pepsine extractive au titre 50.

Elixir de pepsine .... Page 134

Gr. 0,40 par cuillerée à bouche.
Une à 5 cuillerées à bouche par jour.

Elixir chlorhydropepsique simple .... Page 132

Gr. 0,40 de pepsine, gr. 0,12 d'acide chlorhydrique par cuillerée à bouche.
Une à 4 cuillerées à bouche par jour.

Elixir chlorhydropepsique composé (au vin de Coca et de Quinquina) .... Page 131

Gr. 0,40 de pepsine, gr. 0.12 d'acide chlorhydrique par cuillerée à bouche.
Une à 4 cuillerées à bouche par jour.

Sirop de pepsine .... Page 187

Gr. 0,40 par cuillerée à-bouche.
Une à 5 cuillerées à bouche par jour.

Solution chlorhydrique de pepsine et de cocaïne (Chloridia) .... Page 121

Gr. 0,25 de pepsine, gr. 0,05 d'acide chlorhydrique, gr. 0,005 de cocaïne, et gr. 5 d'eau chloroformée par cuillerée à café.
2 à 6 cuillerées à café par jour dans un peu d'eau,

Vin de pepsine (Voir Codex).

Gr. 0,40 de pepsine par cuillerée à bouche.
Une à 5 cuillerées à bouche par jour.

II° Pancréatine

Ferment de la digestion gastro-intestinale

Mélange de trypsine et de diastase.

La pancréatine du Codex peptonise cinquante fois son poids de fibrine soit gr. 200 de viande environ et transforme en sucre réducteur quarante fois son poids de fécule, elle émulsionne les corps gras.

Gr. 0,50 à 2 par jour.

Elixir de pancréatine .... Page 134

Gr. 0,40 de pancréatine par cuillerée à bouche.
Une à 5 cuillerées à bouche par jour.

III° Maltine ou Diastase

Principe actif du malt

Ce ferment digestif transforme cinquante fois son poids d'amidon en sucre réducteur.

Gr. 0,50 à 2 par jour.
Cachets : gr. 0,50 à 2 par cachet.

IV° Papaïne

Ferment digestif végétal extrait du Carica Papaya

Ses propriétés se rapprochent de celles de la pepsine ; on l'emploie dans les mêmes cas et aux mêmes doses.

Gr. 0,50 à 2 par jour.

Elixir de papaïne .... Page 134

Gr. 0,20 de papaïne par cuillerée à bouche.
Une à 6 cuillerées à bouche par jour.

Sirop de papaïne .... Page 186

Gr. 0,20 de papaïne par cuillerée à bouche.
Une à 6 cuillerées à bouche par jour.

Vin de papaïne .... Page 217

Gr. 0,20 de papaïne par cuillerée à bouche.
Une à 6 cuillerées à bouche par jour.

Préparations de ferments digestifs composés

Elixir bidigestif cocaïné (pepsine, pancréatine, cocaïne) Page 135

Gr. 0,50 de pepsine et de pancréatine, gr. 0,02 de chlorhydrate de cocaïne par cuillerée à bouche.
Une à 2 cuillerées à bouche par jour.

Elixir tridigestif (pepsine, pancréatine, maltine) Page 137

Gr. 0,40 de pepsine, gr. 0,40 de pancréatine, gr. 0,10 de maltine par cuillerée à bouche.
Une à 3 cuillerées à bouche par jour.

Vin bidigestif (pepsine-maltine) .... Page 211

Gr. 0,40 de pepsine et gr. 0,10 de maltine par cuillerée à bouche.
Une à 4 cuillerées à bouche par jour.

Chloridia .... Page 121

Gr. 0,25 pepsine, gr. 0 05 acide chlorhydrique, gr. 0,005 cocaïne par cuillerée à café.
2 à 5 cuillerées à café par jour.

Goudron

I° Goudron de houille (coaltar)

Mélange complexe employé comme désinfectant. Il sert à préparer le coaltar saponiné.

II° Goudron végétal

Produit de la combustion incomplète des bois résineux, renferme de nombreuses substances dont la principale est la créosote.

Goudron pulvérulent........................ Page 144

Gr. 10 par litre d'eau.

Eau de goudron............................ Page 127

Liqueur de goudron alcaline.. .... Page 152

5 à 6 cuillerées à café par jour, dans du lait, ou 2 cuillerées à bouche par litre d'eau.

Liqueur de goudron non alcaline.............. Page 152

Mêmes doses.

Pastilles de goudron composées............... Page 158

Gr. 0,02 de goudron, gr. 0,001 de codéine, gr. 0,001 d'extrait d'opium par pastille.

8 à 10 par jour.

Sirop de goudron au monosulfure de sodium... Page 186

Gr. 1 de liqueur de goudron alcaline et gr. 0,02 de monosulfure de sodium par cuillerée à bouche.

2 cuillerées à bouche par jour.

Hamamélis

Arbrisseau américain doué de propriétés astringentes marquées.

Décoction, 60 pour mille.
Extrait fluide, gr. 2 à 10 par jour.
Teinture : gr. 2 à 5 par jour.

Elixir d'hamamélis.......... .... Page 133

Gr. 0,45 d'extrait fluide par cuillerée à bouche.
3 à 4 cuillerées par jour.

Hémoglobine, Oxyhémoglobine

Matière colorante du sang

Elixir d'hémoglobine........................ Page 133

Gr. 0,90 d'oxyhémoglobine par cuillerée à bouche.

Sirop d'hémoglobine .... Page 183

Gr. 1 d'oxyhémoglobine par cuillerée à bouche.

Injections hypodermiques

Caféine (Voir Codex).

Créosote de hêtre...... .... Page 195

(Voir *Créosote*).

Digitaline .... Page 196

Glycérophosphate de sodium .... Page 198

(Voir *Phosphate*).

Iodure de mercure (bi) .... Page 149

(Voir *Mercure*).

Méthylarsinate de sodium .... Page 200

(Voir *Arsenicaux*).

Morphine (Chlorhydrate) .... Page 200

(Voir *Opium*).

Peptone mercurique ammonique .... Page 201

(Voir *Mercure*).

Iode et dérivés

Iode

Usage interne :

Huile de foie de morue iodée .... Page 147

Gr. 0,02 d'iode par cuillerée à bouche.

Sirop iodomorphique .... Page 184

Gr. 0,006 d'iode associé à gr. 0,20 d'iodure de sodium et à gr. 0,01 de chlorhydrate de morphine par cuillerée à bouche.

2 à 3 cuillerées à bouche par jour.

Sirop iodophénique .... Page 184

Gr. 0,02 d'iode, gr. 0,04 d'iodure de potassium et gr. 0,10 d'acide phénique par cuillerée à bouche.

2 à 3 cuillerées à bouche par jour.

Sirop iodotannique .... Page 184

Gr. 0,04 d'iode combiné au tannin par cuillerée à bouche.

2 à 3 cuillerées à bouche par jour.

Sirop iodotannique phosphaté .... Page 185

Même dosage, plus gr. 0,40 de phosphate monocalcique.

2 à 3 cuillerées à bouche par jour.

Sirop de noyer iodé .... Page 186

Gr. 0,04 d'iode par cuillerée à bouche.

2 à 3 cuillerées à bouche par jour.

Sirop de quinquina iodé .... Page 189

Comme le précédent.

Vin iodé .... Page 215

Gr. 0,015 d'iode par cuillerée à bouche.

2 à 3 cuillerées à bouche par jour.

Vin iodotanné .... Page 215

Gr. 0,03 d'iode combiné au tannin par cuillerée à bouche.

2 à 3 cuillerées à bouche par jour.

Vin iodotannique .... Page 216

Gr. 0,02 d'iode combiné à gr. 0,04 de tannin par cuillerée à bouche.
2 à 3 cuillerées par jour.

Vin iodotannique créosoté .... Page 216

Gr. 0,02 d'iode combiné à gr. 0,04 de tannin et gr. 0,15 de créosote par cuillerée à bouche.
2 à 3 cuillerées par jour.

Vin iodotannique phosphaté .... Page 216

Gr. 0,02 d'iode combiné à gr. 0,04 de tannin et gr. 0,30 de phosphate de calcium par cuillerée à bouche.
2 à 3 cuillerées par jour.

Usage externe :

Acétone iodé .... Page 115

Gr. 3 d'iode pour gr. 10 du poids total.

Collodion iodé .... Page 123

1 pour 30 d'iode.

Solution iodée (Brown-Sequard) .... Page 199

Gr. 0,40 °/₀ d'iode.

Teinture d'iode iodurée .... Page 205

Médication hypodermique :

Solution iodophénique .... Page 199

Gr. 0,006 d'iode et gr. 0,20 d'acide phénique pour 10 centimètres cubes.

Sérum de Reuzy .... Page 176

Renferme le millième de son poids d'iode associé à 3 °/₀₀ d'iodure de potassium et à 5 °/₀₀ de chlorure de sodium.

Iodure de fer (Voir *Ferrugineux*).

Elixir d'iodure de fer .... Page 133

Gr. 0,10 de protoiodure de fer par cuillerée à bouche.

Sirop antiscorbutique iodoferré .... Page 177

Sirop de raïfort iodoferré .... Page 177

Même dosage que l'élixir.

Iodure de mercure (bi) (Voir *Mercure*).

Médication hypodermique :

Huile au bi-iodure de mercure .... Page 149

Sérum au bi-iodure de mercure .... Page 176

Iodure de potassium

Usage interne :

Pilules d'iodure de potassium .... Page 165

Gr. 0,20 d'iodure de potassium par pilule.

Sirop iodoferré .... Page 183

Gr. 0,40 d'iodure de potassium et gr. 0,40 de tartrate ferrico potassique par cuillerée à bouche.

Usage externe:

Baume opodeldoch ioduré.................... Page 118

10 °/₀ d'iodure de potassium.

Iodoforme

Usage interne:

Pilules créosotées iodoformées.............. Page 165

Gr. 0,01 d'iodoforme et gr. 0,10 de créosote par pilule.

Collodion iodoformé.......................... Page 123

1 pour 30 d'iodoforme.

Ether iodoformé.............................. Page 141

1 pour 10 d'iodoforme.

Huile gaïacolée iodoformée................... Page 148

1 °/₀ d'iodoforme et 5 °/₀ de gaïacol.

Poudre Lucas-Championnière................... Page 169

25 °/₀ d'iodoforme.

Jaborandi

Pilocarpus pinnatus, plante américaine dont le principe actif est la pilocarpine.

Elixir de Jaborandi.......................... Page 133

Gr. 0,45 d'extrait fluide de jaborandi correspondant à son poids de plante par cuillerée à bouche.

3 à 4 cuillerées à bouche par 24 heures.

Kola

Elixir.......... .... Page 134

Gr. 1 d'extrait fluide par cuillerée à bouche.

Granulé.................................... Page 146

Gr. 0,20 d'extrait alcoolique par gr. 5.

Sirop .... Page 185

Gr. 1 d'extrait alcoolique par cuillerée à bouche.

Vin.. Page 217

(Codex).

Laxatifs et Purgatifs

Chocolat purgatif.......................... Page 122

Gr. 0,05 calomel, gr. 0,10 scammonée par pastille.
3 à 4 par jour.

Eau purgative au sulfate de magnésium........ Page 128

Eau purgative au sulfate de sodium............ Page 128

Eau purgative aux deux sulfates................ Page 128

Eau purgative concentrée .... Page 128

Elixir de cascara.......................... . Page 131

Gr. 0,75 d'extrait fluide par cuillerée à bouche.

Elixir au rhamnus frangula.................. Page 136

Gr. 3 d'extrait fluide par cuillerée à bouche.

Grains de santé.............................. Page 145

(Aloès, jalap, rhubarbe).

Pilules de cascara............................. Page 164

Gr. 0,15 d'extrait par pilule.

Pilules de phtaléine.......................... Page 166

Gr. 0,05 par pilule.

Pilules de podophylle....................... Page 166

Gr. 0,02 par pilule.

Poudre laxative de réglisse composée........ Page 169

Sel de Carlsbad................................ Page 172

Gr. 6 par litre d'eau.

Sirop au rhamnus frangula..................... Page 190

Gr. 3 extrait fluide par cuillerée à bouche.

Suppositoires à la glycérine.................. Page 204

Suppositoires à la glycérine et au beurre de cacao.. Page 205

Thé purgatif................................... Page 206

Manganèse

Manganate antidiabétique...................... Page 153

Gr. 5 de permanganate de potassium et gr. 0,25 d'arséniate de soude °/o.

X à XX gouttes à chaque repas.

Pilules de permanganate de potassium.......... Page 166

Gr. 0,10 par pilule.

Menthol

Baume au salicylate de méthyle et menthol.... Page 119

20 °/₀ de salicylate de méthyle, 5 °/₀ de menthol.

Chlorétone inhalant........................ Page 193

Huile mentholée à 2 °/₀...................... Page 149

Mentho-phénol............................ Page 154

25 °/₀ de phénol et 75 °/₀ de menthol.
(Voir *acide phénique*).

Poudre mentholée cocaïnée.................. Page 169

2 °/₀ de cocaïne, 5 °/₀ de menthol.

Vaseline mentholée, 5 °/₀.................... Page 208

Mercure

Métal liquide rarement employé en nature, sous forme pilulaire, à la dose de gr. 0,05 à 0,10.

Chlorol vert (solution antiseptique)........... Page 121

Renferme un millième de sublimé, un millième d'acide chlorhydrique et trois millièmes de sulfate de cuivre.

Collodion au sublimé........................ Page 124

Gr. 0,05 de sublimé par gr. 10.

Huile au bi-iodure de mercure................ Page 149

Pour injections hypodermiques.
Gr. 0,0[illegible]3 de bi-iodure de mercure par cc.

Huile grise.............................. Page 148

Gr. 0,20 de mercure métallique par cc.
Pour frictions et injections hypodermiques.

Peptonate de mercure (peptone mercurique)... Page 201

25 % de sublimé corrosif combiné à la peptone.

Naphtol

Eau naphtolée.......................... Page 129

Gr. 0,50 par litre.

Naphtol camphré....................... Page 155

Potion au naphtol...................... Page 167

Vaseline naphtolée à 10 %.................. Page 208

Nitrate d'argent

Pilules de nitrate d'argent................... Page 166

Gr. 0,01 de nitrate d'argent par pilule.
2 à 5 par jour.

Nitrate d'uranium

Vin urané.............................. Page 22

Gr 0,02 d'azotate d'uranium par cuillerée à bouche.
2 cuillerées à bouche par jour.

Opium et Morphine

Morphine (alcaloïde)

Morphine (chlorhydrate)

Gr. 0,01 par dose ; gr. 0,03 par 24 heures.

Morphine (Sulfate)

Gr. 0,01 par cuillerée à bouche.

Ovules médicamenteux

Pepsine, Pancréatine, Papaïne, Maltine

Voir *Ferments digestifs.*

Peptones

Produit de la digestion artificielle de la viande par la pepsine dans de l'eau acidifiée par l'acide chlorhydrique à une température constante de 40° à 45° ; elle représente quatre fois son poids de viande.

Elixir de peptone .... Page 135

Gr. 1 par cuillerée à bouche.
1 à 4 cuillerées à bouche par jour.

Sirop de peptone.............................. Page 187

Mêmes doses que l'élixir.

Vin de peptone .... Page 218

Mêmes doses que l'élixir.

Peptonate de fer

Combinaison de peptone et d'oxyde de fer.

Solution de peptonate de fer (gouttes concentrées). .... Page 159

Gr. 1 (XX gouttes) renferme gr. 0,01 de fer métallique.
XII à XX gouttes dans de l'eau, deux fois par jour.

Elixir de peptonate de fer (pepto-fer).......... Page 135

Gr. 1 de peptonate de fer, soit gr. 0,01 de fer métallique par cuillerée à bouche.
2 cuillerées à bouche par jour.

Persulfates

Solution de persulfate de sodium............. Page 201

Gr. 0,25 de persulfate de sodium par cuillerée à bouche.
Une cuillerée à soupe par jour pendant 6 jours.

Phosphates, Glycérophosphates

a) Phosphate de calcium

Phosphate monocalcique. Phosphate acide de chaux. Phosphate de chaux soluble.

Elixir toni-phosphaté........................ Page 138

Gr. 0,15 de phosphate monocalcique avec extrait de euilles de noyer, colombo et coca, par cuillerée à bouche.
2 cuillerées à bouche par jour, aux repas.

Sirop de phosphate de calcium................ Page 188

Gr. 0,40 de phosphate monocalcique par cuillerée à bouche.
2 cuillerées à bouche par jour, aux repas.

Sirop de phosphate de calcium créosoté....... Page 188

Gr. 0,40 de phosphate monocalcique et gr. 0,10 de créosote par cuillerée à bouche.

2 cuillerées à bouche par jour, aux repas.

Sirop de quinquina phosphaté................. Page 189

Gr. 0,40 de phosphate monocalcique par cuillerée à bouche.

2 cuillerées à bouche par jour, aux repas.

Solution de phosphate de calcium............. Page 201

Gr. 0,45 de phosphate monocalcique par cuillerée à bouche.

2 cuillerées à bouche par jour, aux repas, dans un demi-verre d'eau.

Solution de phosphate de calcium créosoté..... Page 202

Gr. 0,45 de phosphate monocalcique et gr. 0,10 de créosote par cuillerée à bouche.

2 cuillerées à bouche par jour, aux repas, dans un demi-verre d'eau.

Vin phosphaté............................... Page 218

Gr. 0,30 de phosphate monocalcique par cuillerée à bouche.

2 cuillerées à bouche par jour, aux repas, dans un peu d'eau.

Vin phosphaté créosoté...................... Page 213

Contient en plus du précédent gr. 0,10 de créosote.

2 cuillerées à bouche par jour, aux repas, dans un demi-verre d'eau.

Vin de coca phosphaté............................ Page 213

Gr. 0,30 de phosphate monocalcique par cuillerée à bouche.

2 cuillerées à bouche par jour, aux repas, dans un verre d'eau.

Vin iodotannique phosphaté.................. Page 216

Gr. 0,30 de phosphate monocalcique avec gr. 0,02 d'iode combiné à gr. 0,04 de tannin par cuillerée à bouche.

2 cuillerées, à bouche, par jour, aux repas, dans un verre d'eau.

Vin de quinquina phosphaté.................... Page 220

Gr. 0,30 de phosphate monocalcique par cuillerée à bouche.

2 cuillerées à bouche, par jour, aux repas.

Vin de quinquina et cacao phosphaté.......... Page 219

Même dosage et même dose.

Vin de quinquina phosphaté à la viande....... Page 220

Gr. 0,30 de phosphate monocalcique par cuillerée à bouche.

2 à 4 cuillerées à bouche, par jour, aux repas.

Vin de quinquina et cacao phosphaté à la viande.................................. Page 220

Gr. 0,30 de phosphate monocalcique par cuillerée à bouche.

2 à 4 cuillerées à bouche, par jour, aux repas.

Vin reconstituant.............................. Page 221

Gr. 0,30 de phosphate monocalcique avec extrait de viande, coca, quinquina et cacao, par cuillerée à bouche.

2 à 4 cuillerées, par jour, aux repas.

Vin tannique phosphaté .... Page 222

Gr. 0,30 de phosphate monocalcique avec extrait de ratanhia et tannin par cuillerée à bouche.

2 cuillerées à bouche, par jour, aux repas, dans un peu d'eau.

b) Chlorhydrophosphate de calcium

Correspond sensiblement à son poids de phosphate de bicalcique.

Sirop de chlorhydrophosphate de calcium .... Page 179

Gr. 0,25 de phosphate bicalcique par cuillerée à bouche.

2 cuillerées à bouche, par jour, aux repas.

Solution de chlorhydrophosphate de calcium... Page 193

Gr. 0,30 de phosphate bicalcique par cuillerée à bouche.

2 cuillerées à bouche, par jour, aux repas, dans un demi-verre d'eau.

Solution de chlorhydrophosphate de calcium créosoté .... Page 194

Gr. 0,075 de créosote par cuillerée à bouche.

2 cuillerées, par jour, aux repas, dans un demi-verre d'eau.

Solution de gaïacol phosphaté.................. Page 197

Gr. 0,10 de gaïacol et gr. 0,50 de phosphate bicalcique par cuillerée à bouche.

2 cuillerées à bouche, par jour, aux repas, dans un demi-verre d'eau.

c) Lactophosphate de calcium

Sirop de lactophosphate de calcium .... Page 185

Gr. 0,25 de phosphate bicalcique par cuillerée à bouche.

2 cuillerées à bouche, par jour, aux repas.

Solution de lactophosphate de calcium .... Page 200

Gr. 0,30 de phosphate bicalcique par cuillerée à bouche.

2 cuillerées à bouche, par jour, aux repas, dans un peu d'eau.

Vin de lactophosphate de calcium .... Page 217

Gr. 0,20 de phosphate bicalcique par cuillerée à bouche.

2 cuillerées à bouche, par jour, aux repas, dans un peu d'eau.

Phosphate d'ammonium

(*Phosphate neutre d'ammonium*)

Sirop de phosphate d'ammonium .... Page 187

Gr. 1 de phosphate d'ammonium par cuillerée à bouche.

2 cuillerées à bouche, par jour, aux repas, dans un peu d'eau.

Phosphate de fer

Sirop de phosphate de fer .... Page 188

Gr. 0,10 par cuillerée à bouche.

2 cuillerées à bouche, par jour, aux repas.

Pyrophosphate de fer et de sodium

Solution de pyrophosphate de fer et de sodium. Page 202

Gr. 0,10 de sel de fer par cuillerée à bouche.
Dose : 2 cuillerées à bouche, par jour, aux repas.

Phosphate de sodium

(*Phosphate disodique, phosphate de sodium*)

Vin de noyer phosphaté...................... Page 217

Gr. 0,20 de phosphate disodique et gr. 1,50 d'alcoolature de feuilles de noyer par cuillerée à bouche.
2 cuillerées à bouche, par jour, aux repas, dans un peu d'eau.

Vin triphosphaté glycériné...................... Page 222

Gr. 0,045 de phosphate de sodium, gr. 0,09 de phosphate de potassium, gr. 0,18 de phosphate de calcium, par cuillerée à bouche.
2 cuillerées à bouche, par jour, aux repas.

Glycérophosphates

Farine nutritive............................ Page 142

Alimentation.

Sirop de glycérophosphate de calcium......... Page 182

Gr. 0,40 de glycérophosphate de calcium par cuillerée à bouche.
2 à 4 cuillerées à bouche, par jour, aux repas.

Solution de glycérophosphate de calcium....... Page 198

Gr. 0,20 de glycérophosphate de calcium par cuillerée à bouche.
2 cuillerées à bouche par jour, aux repas.

Sirop de glycérophosphate de fer............. Page 182

Gr. 0,20 par cuillerée à bouche.
2 cuillerées à bouche, par jour, aux repas.

Solutions de glycérophosphate de fer........... Page 198

A. *Usage interne* :

Gr. 0,20 de glycérophosphate de fer par cuillerée à bouche.
2 cuillerées à bouche, par jour, aux repas.

B. *Injections hypodermiques* :

Gr. 0,05 par centimètre cube.

Sirop de glycérophosphate de magnésium...... Page 182

Gr. 0,20 par cuillerée à bouche.
2 cuillerées à bouche, par jour, aux repas.

Solution de glycérophosphate de magnésium... Page 198

Gr. 0,20 par cuillerée à bouche.
2 cuillerées à bouche, par jour, aux repas.

Glycérophosphate de quinine.................... Page 165

Gr. 0,10 par pilule.
5 pilules par jour.

Solutions de glycérophosphate de sodium... .. Page 198

A. *Usage interne* :

Gr. 0,20 par cuillerée à bouche.
2 cuillerées, par jour, aux repas.

B. *Injections hypodermiques* :

Gr. 0,20 par centimètre cube.
1 injection par jour.

Hypophosphite de calcium

Emulsion d'huile de foie de morue. .... Page 138

Gr. 0,20 d'hypophosphite de calcium par cuillerée à bouche.
2 à 3 cuillerées, par jour, aux repas.

Sirop d'hypophosphites composé .... Page 223

Quinquina et dérivés

Quinquina

Le quinquina doit principalement son action à la quinine et à la cinchonine. Trois variétés sont employées : les quinquinas gris, jaune et rouge.

Les sels de quinine sont de beaucoup les plus usités.

Sirop de quinquina iodé...................... Page 189

Gr. 0,04 d'iode par cuillerée à bouche.
2 cuillerées à bouche par jour.

Sirop de quinquina phosphaté............... Page 189

Gr. 0,40 de phosphate monocalcique par cuillerée à bouche.
2 cuillerées à bouche par jour.

Vin fébrifuge.............................. Page 214

Une cuillerée à bouche renferme les principes actifs de gr. 1,50 de quinquina et de gr. 0,15 d'angusture vraie.
Gr. 100 par jour.

Vin de gaïacol au quinquina.................. Page 214

Gr. 0,15 de gaïacol et gr. 0,30 d'extrait de quinquina par cuillerée à bouche.
2 à 3 cuillerées à bouche par jour.

Vin de caféine composé...................... Page 212

Gr. 0,075 de caféine et gr. 0,15 d'extrait de quinquina rouge par cuillerée à bouche.
2 à 3 cuillerées à bouche par jour.

Vin de quinquina et cacao................... Page 219

Vin de quinquina et cacao phosphaté.......... Page 219

Gr. 0,30 de phosphate monocalcique par cuillerée à bouche.
2 à 3 cuillerées à bouche par jour.

Vin de quinquina iodé....................... Page 219

Gr. 0,015 d'iode et gr. 0,075 d'extrait de quinquina gris par cuillerée à bouche.
2 à 3 cuillerées à bouche par jour.

Vin de quinquina phosphaté .... Page 220

Gr. 0,30 de phosphate monocalcique par cuillerée à bouche.
2 à 3 cuillerées à bouche par jour.

Vin de quinquina phosphaté à la viande ..... Page 220

Gr. 0,30 de phosphate monocalcique, gr. 0,15 d'extrait de quinquina gris et gr. 0,225 d'extrait de viande par cuillerée à bouche.
2 cuillerées à bouche par jour.

Vin de quinquina et cacao phosphaté à la viande .... Page 220

Même dosage que le précédent.

Vin reconstituant .... Page 221

Même dosage que le précédent avec gr. 0,15 d'extrait fluide de coca en plus par cuillerée à bouche.

Quinine

S'emploie principalement à l'état de sels, gr. 0,50 à 2 et plus par 24 heures.

Usage interne:

Alcoolé de quinine (Teinture de quinine)....... Page 205

Renferme le centième de son poids de quinine (alcaloïde).

Teinture de sulfate de quinine .... Page 205

Même dosage.

Pilules antigoutteuses........................ Page 163

Chaque pilule renferme gr. 0,05 de sulfate de quinine associé au colchique, à la digitale et au quinquina.

4 par jour.

Pilules de glycérophosphate de quinine....... Page 165

Gr. 0 10 de ce sel par pilulés.

5 par jour.

Usage externe :

Eau de quinine.............. .... Page 129

Soins du cuir chevelu.

Médication hypodermique.

Quinium

Gr. 0.10 à 2 par jour.

Pilules antinévralgiques......... .... Page 163

Gr. 0,25 de quinium et gr. 0,0001 (un dixième de milligr.) d'aconitine cristallisée par pilule.

Une pilule toutes les 6 heures.

Vin de quinium.......................... Page 218

Gr. 0,075 de quinium par cuillerée à bouche.

3 à 4 cuillerées à bouche par jour.

Rénaline (Chlorhydrate de)

Synonyme : **Adrénaline**

On emploie la solution au millième et des solutions plus étendues (1/5000).

Saccharine

Acide anhydrosulfamidobenzoïque, sucre des diabétiques.

Solution de saccharine .... Page 203

Salol

(Voir *Acide salicylique et dérivés*).

Sarracenia

Plante de l'Amérique du Nord.

Sirop de sarracenia .... Page 190

2 à 3 cuillerées à bouche par jour.

Sérums

Page 173

Soufre et Sulfures

Eau sulfureuse artificielle pour boissons.. .. . Page 129

Poudre sulfureuse pour boissons.......... . Page 170

Solution pour eau sulfureuse .... Page 203

Sirop de monosulfure de sodium au goudron ... Page 186

Gr. 0,02 de monosulfure par cuillerée à bouche.

Sulfobore .... Page 204

1 cuillerée à café par verre d'eau pour gargarisme.

Spartéine

Alcaloïde du genista scoparia employé comme succédané de la digitale.

Gr. 0,05 à 0,10 de sulfate dans les 24 heures.

Sirop de spartéine .... Page 190

Gr. 0,05 de sulfate de spartéine par cuillerée à bouche.

Stigmates de Maïs

Zea maïs, employé dans les affections de la vessie et des reins.

Sirop de stigmates de maïs .... Page 191

3 à 4 cuillerées à bouche par jour.

Strontium

Solution de lactate de strontium .... Page 199

Gr. 2 de lactate de strontium par cuillerée à bouche.
2 à 5 cuillerées à bouche par jour.

Suppositoires

Suppositoires à la glycérine .... Page 204

Suppositoires à la glycérine et au beurre de cacao. Page 205

Tannin

Vin tannique créosoté .... Page 221

Gr. 0,10 tannin, gr. 0,10 extrait de ratanhia et gr. 0,10 créosote, par cuillerée à bouche.

Vin tannique phosphaté .... Page 222

Gr. 0,10 tannin, gr. 0,10 extrait de ratanhia et gr. 0,40 phosphate monocalcique, par cuillerée à bouche.

Toutes ces préparations sont administrées à la dose de 2 à 3 cuillerées à bouche par jour.

Terpine

Elixir de terpine .... Page 137

Gr. 0,10 par cuillerée à bouche.
2 à 3 cuillerées à bouche par jour.

Elixir de terpine et coca .... Page 137

Gr. 0,10 de terpine par cuillerée à bouche.
2 à 3 cuillerées à bouche par jour.

Sirop .... Page 191

Gr. 0,50 par cuillerée à bouche.
2 à 4 cuillerées à bouche par jour.

Trional

Antipyrétique, gr. 0,50 à gr. 2 par jour.

Emulsion de trional .... Page 139

Gr. 0,20 de trional par cuillerée à bouche.

Lavement .... Page 151

Uranium

(Voir *Nitrate d'uranium*).

Valériane et dérivés

Valérianate d'ammoniaque liquide .... Page 207

2 cuillerées à café par jour.

Vermifuges

Chocolat .... Page 122

Calomel gr. 0,05 et santonine gr. 0,025, par pastille.
1 à 4 pastilles par jour.

Vésicants et Révulsifs

Sinapisme liquide .... Page 176

Vésicatoires indolores .... Page 210

Vésicatoires liquides .... Page 210

Nomenclature

DE

PRODUITS NOUVEAUX

avec leur désignation chimique et les doses maxima

Doses pour enfants de 10 ans... 1/2 de celles des adultes.
— — de 5 ans... 1/4 —
— — de 2 à 3 ans... 1/8 —

DÉSIGNATION DES MÉDICAMENTS	DOSE MAXIMA POUR USAGE INTERNE pour adultes	
	pour une dose	par 24 heures
	gr.	gr.
A		
Abrastol (Asaprol. — β naphtol sulfonate de chaux..	1 »	4 »
Absinthine	0.10	0.20
Acétal (Diéthyl-acétal)	»	»
Acétamide-chloral	»	»
Acétanilide	0.25	2 »
Acétonal (Acétate d'alumine et de soude	»	»
Acétophénone (Hypnone)	0.20	0.80
Acétopyrine (Acéto-salicylate d'antipyrine	0.50	2.50
Acétyl-tannin (Tannigène)	0.50	3 »
Acétyl-salicylate de méthyle	5 »	8 »
Acide acétamidométhylsalicylique (Benzacétine)	0.50	1 »
— camphorique	1 »	5 »
— cathartinique	0.05	0.15
— chrysophanique	5 millig.	0.01

DÉSIGNATION DES MÉDICAMENTS	DOSES MAXIMA POUR USAGE INTERNE pour adultes — pour une dose	DOSES MAXIMA POUR USAGE INTERNE pour adultes — par 24 heures
	gr.	gr.
Acide cyanhydrique au centième....	V gouttes	XV gouttes
— dimobromogallique (Gallobromol).....................	0.50	4 »
— diiodosalicylique............	0.20	4 »
— éosolique..................	»	»
— embelique (Embélate d'ammoniaque)...............	»	0.30
— gynocardique...............	0.02	0.05
— lactique................. ..	0.50	2 »
— osmique....................	5 millig.	0.05
— phénique...................	0.10	1 »
— salicylique................	0.50	2 »
— sulfanilique (amidophénylsulfureux..................	1 »	4 »
Acoïne (Chlorhydrate) anesthésique .	»	»
Aconitine amorphe...............	1 millig.	3 millig.
— cristallisée et sels.........	1/10e millig.	1 millig.
Acopyrine (voir Acétopyrine).......	0.50	2.50
Actol (Lactate d'argent, us. ext.) à l'intérieur..................	»	0.01
Adonidine et tannate.............	5 millig.	0.02
Adrénaline (principe actif des capsules surrénales).................	»	»
Adurol (succédané de l'hydroquinone) (photographie)................	»	
Agaricine........................	5 millig.	0.01
Agathine (Salicyl et méthylphénylhydrazine)....................	0.50	2 »
Agurine (Acétate de soude et de théobromine)..................	0 25	0.50
Airol (Oxyiodogallate de bismuth) us. ext......................	»	»
Albargine (Gélatinate d'argent)	»	»
Alboferrine (Albuminate de fer) .. .	»	»
Albuminate de tannin.............	1 »	5 »
Aldéhyde formique polymérisé (paraforme).................	0.10	1 »

DÉSIGNATION DES MÉDICAMENTS	DOSE MAXIMA POUR USAGE INTERNE pour adultes	
	pour une dose	par 24 heures
	gr.	gr.
Aleptine (Résorbine)	»	»
Alétrine	0.01	0.03
Alphaeunol (Naphtol α et eucalyptol)	»	»
Alphol (Salicylate de naphtol α)	0.50	2 »
Alumnol (Naphtolsulfonate d'aluminium)	»	»
Amidobenzol (Aniline)	»	0.15
Amidol (Chlorhydrate de diamidophénol) (photographie)	»	»
Amidobenzoïque (éther) (analgésique)	»	»
Amygdalate d'antipyrine	0.05	0.50
Amygdophénine	0.50	5 »
Amyle (Salicylate d') Ether amylsalicylique, Amylénol	2 »	3 »
Amyle (Valérianate d')	0.10	0.50
Amylène Chloral (Dormiol)	0.50	2 »
— (Hydrate d')	4 »	8 »
Amyloforme (Amidon formolé) us. ext.	»	»
Anaémine (Saccharate de fer et de pepsine)	»	»
Analgène	1 »	2 »
Analgésine (Phényldiméthylpyrazolone	1 »	4 »
Anasthol (Mélange en solution de chlorure de méthyle et d'éthyle	»	»
Anémonine	0.02	0.04
Anesine (Aneson) anesthésique local	»	»
Anesthésine	0.50	1.50
Anilipyrine (Antifébrine-Antipyrine)	0.50	1 »
Anhydro gluco-chloral (Chloralose)	0.20	0.60
Aniodol (Solution de formol composée) us. ext.	»	»
Anthrarobine (Leuco-alizarine) us. ext.	»	»
Anthrasol, us. ext.	»	»
Antifébrine (Acétanilide)	0.20	1 »

DÉSIGNATION DES MÉDICAMENTS	DOSE MAXIMA POUR USAGE INTERNE pour adultes	
	pour une dose	par 24 heures
	gr.	gr.
Antinervine (Mélange d'acide salicylique, bromure d'ammonium et acétanilide)	»	»
Antinosine (Sel sodique de la tétraiodophénolphtaléine) us. ext.	»	»
Antipyomine (polyborate de soude)	»	»
Antipyrine (Cyanhydrate)	0.05	0.50
— (Phénylglycolate)	0.05	0.50
Antiseptol (Iodosulfate de cinchonine)	»	»
Antispasmine (Salicylate de soude et de narcéine)	»	»
Antitoxique général (Lait boraté à 5 0/0)	»	»
Apiol	0.10	0.25
Apioline (Produit obtenu par la distillation de l'huile éthérée du fruit de persil	»	»
Apocodéine	»	0.02
Apocynum cannabinum	0.25	2 50
Apolisine (Combinaison d'acide citrique et de para phénétidine)	»	»
Apomorphine (Chlorhydrate)	0.01	0.05
Araroba (Poudre de Goa) us. ext.	»	»
Arbutine	1 »	4 »
Argentamine (Solution organique de phosphate d'argent) us. ext.	»	»
Argentol (Quinaseptolate d'argent) us. ext.	»	»
Argonine (Caséinate d'argent) us. ext.	»	»
Aristol (Thymol bi-iodé) us. ext.	»	»
Arrhénal (Méthylarsinate disodique).	0.01	0.10
Artémisine	1 millig.	4 millig.

DÉSIGNATION DES MÉDICAMENTS	DOSE MAXIMA POUR USAGE INTERNE pour adultes	
	pour une dose	par 24 heures
	gr.	gr.
ARSENICAUX		
Acide arsénieux	2 millig.	0.01
Arsenic (Iodure d')	1 millig.	5 millig.
Arsénites alcalins	1 millig.	0.01
Arséniate de fer soluble	1 millig.	0.01
— — insoluble	0.01	0.05
Arséniates alcalins	1 millig.	0.01
Liqueur de Boudin	0.25	1 »
— de Fowler	0.25	1 »
— de Pearson	0.50	1 »
Asaprol (Abrastol)	1 »	4 »
Aseptol (Sulfocarbol) us. ext.	»	»
Aspirine (Acide acétylsalicylique)	0.50	4 »
Asparaginate de mercure	5 millig.	0.01
Asparagine	0.10	0.30
Aspartate de mercure	5 millig.	0.01
Aspidospermine	0.05	0.15
Astérol (Voisin de l'hydrargyrol) us. ext.	»	»
Atoxyl (Anilide méta-arsénieuse)	»	0.20
Atropine et ses sels	1 millig.	4 millig.
Azimol (antiseptique)	»	»
B		
Baptisin	0.05	0.30
Bacterioktène (Pyoktannin) us. ext.	»	»
Basicine (Quinine et Caféine)	0.50	1.20
Benzacétine (acide acétamidométhyl-salicylique)	0.50	1 »
Benzanilide	0.10	0.60
Benzeugénol (Ether benzoïque de l'eugénol)	0.20	0.80

DÉSIGNATION DES MÉDICAMENTS	DOSE MAXIMA POUR USAGE INTERNE pour adultes	
	pour une dose	par 24 heures
	gr.	gr.
Benzoate d'ammonium	0.20	2 »
— de bismuth	0.50	4 »
— de gaïacol (Benzozol)	0.25	2 »
— de lithium	0.20	1 »
— de naphtol	0.50	4 »
— de sodium	2 »	20 »
Benzoïl-tropéine (tropsine) (tropacocaïne) (anesthésique)	»	»
Benzonaphtol	0.50	4 »
Benzozol (Benzoate de gaïacol)	0.25	2 »
Berbérine (Chlorhydrate)	0.05	0 25
Bétaïne (Extrait de la mélasse de betteraves)	»	»
Bétol (Salicylate de naphtol)	0.50	2 »
Bibirine	0.05	0 50
Bismal (Méthyldigallate de bismuth)	0.30	1 50
Bismutol (Phosphate de bismuth soluble)	0.20	0 60
Bismutose (Albuminate de bismuth)	5 »	20 »
Bleu de méthylène	0.20	1 »
Boldine	4 »	8 »
Boliformine (Formaldéhyde et silicate d'albumine)	»	»
Bonducine (Principe actif du Bonduc)	0.05	0.20
Boricine (Mélange de borate de sodium et d'acide borique) us. ext	»	»
Boral (Borotartrate d'aluminium)	»	»
Borogène (Ether éthylborique)	»	»
Borol (Mélange d'acide borique et de bisulfate de sodium)	»	»
Boryl (Solution alcoolique d'acides borique et cinnamique	»	»
Bréine	0 01	0.02
Bromalbacid (Combinaison albuminoïde bromée)	»	»
Bromaline	1 »	10 »
Bromamide	0.50	1.25

DÉSIGNATION DES MÉDICAMENTS	DOSE MAXIMA POUR USAGE INTERNE pour adultes	
	pour une dose	par 24 heures
	gr.	gr.
Bromethylformine (Bromethylate d'urotropine)	1 »	10 »
Bromipine (Huile bromée au tiers)	»	5 »
Bromocolle (Combinaison bromée de tannin et de gélatine	»	»
Bromoforme	0.25	1.5
Bromol (Tribromophénol)	0.01	0.02
Bromopyrine (Caféine-antipyrine, bromure de sodium)	»	»
Bromoquinal (Dibromosalicylate de quinine)	0 60	1.50
Bromure d'éthyle	»	XX goutt.
— d'hémol	0.10	3 »
Brucine	0.01	0.03
Bryonine	0.01	0.02
Busicine (Combinaison de quinine et de caféine)	»	»
Butyl-chloral (Croton-chloral)	0.50	2 »
Buxine	0.50	1.50
Byroline (Combinaison de Glycerine, de lanoline et d'acide borique), us. ext	»	»
C		
Cacodylate de fer	0.03	0.05
— de gaïacol	0.01	0.05
— de magnésium	0.05	0.10
— de sodium (Voie buccale)	0.10	0.40
— — (Voie hypodermiq.)	0.05	0.10
— — — rectale	0.20	0.40
— de strychnine	2 millig.	0.02
Cacodyl-hydrargyre	0.01	0.02
Cactine	1 millig.	5 millig.
Caféine	0.10	2 »
Caféine-chloral	0.10	1 »

DÉSIGNATION DES MÉDICAMENTS	DOSE MAXIMA POUR USAGE INTERNE pour adultes	
	pour une dose	par 24 heures
	gr.	gr.
Calcinol (Iodate de calcium : antiseptique)...........................	»	»
Camphorate de créosote (Créoso camphre)........................	0.20	1.20
Camphorate gaïacol (Gacamphol)...	0.20	1 »
— pyramidon...........	0.50	1 »
Cannabine et tannate...............	0.05	0.25
Cantharidate de cocaïne	1/10e millig.	4/10e millig.
Cantharidine	1 millig.	2 millig.
Captol (Tannin-chloral) us. ext.....	»	»
Carbamate d'éthyle (uréthane)......	0.50	2 »
Carbamide (urée)...................	0.50	2 »
Carbazol (Triphénylaniline)	»	»
Carbonate de créosote (Créosotal)...	0.50	10 »
Caséinate de fer (Nucléo-albuminate de fer)........................	0.20	0.50
Cassaripe (suc épaissi de la racine du manihot utilissima, ophtalmologie	»	»
Céarine (excipient pour pommades) .	»	»
Celloïdine (Collodion concentré au maximum)	»	»
Cérium (oxalate et valérate).......	0.05	0.10
Céroline (principe laxatif de la levûre de bière)....................	0.30	0.60
Cétrarin..........................	0.05	0.20
Chelen (voir Kélène)	»	»
Chinaphtol (combinaison naphtolée de quinine)....................	0.50	3 »
Chirol (enduit protecteur résultant de l'évaporation d'une solution éthérée de résines)	»	»
Chloral (Hydrate)..................	1 »	4 »
Chloralamide......................	0.25	2 »
Chloralantipyrine	0.50	2 »
Chloralbacide (Albumine chlorée à 1 ou 2 %).....................	1 »	3 »
Chloral caféine	0.05	0.20

DÉSIGNATION DES MÉDICAMENTS	DOSE MAXIMA POUR USAGE INTERNE pour adultes	
	pour une dose	par 24 heures
	gr.	gr.
Chloral-orthoforme (hypnotique)...	»	»
Chloralose (anhydro-gluco-chloral)..	0.20	0.60
Chlorate de sodium................	1 »	16 »
Chlorhydrargyre..................	0.01	0.02
Chlorodyne (Morphine dissoute dans un véhicule spécial)............	»	»
Chloroforme......................	1 »	4 »
Chlorosonine (Chloral hydroxylamine)	»	»
Chlorure de calcium..............	0.20	2 »
— palladium.............	5 millig.	15 millig.
Chrysarobine (Acide chrysophanique)	5 millig.	0.01
Cicutine.........................	1/2 millg.	2 millg.
— (Bromhydrate)..............	1 millig.	0.01
Cimicifugine (retirée du Cimicifuga racemosa)......................	0.05	0.20
Cinnamate de sodium (Voir Hétol)..	5 millig.	»
Cinnamique (Acide)...............	5 millig.	0.05
Cinnamol (Essence de cannelle rectifiée).........................	»	»
Cinnamyl-eugénol (Ether cinnamique de l'eugénol)..................	0.10	0.50
Citarine (Anhydro-méthylène citrate de sodium....................	2 »	»
Citral (Géranial).................	»	»
Citrophène (Citrate de phénacétine).	0.50	1 »
Cocaïne et ses sels...............	0.04	0.10
Codéïne..........................	0.04	0.10
Colchicine.......................	1/2 millg.	5 millig.
Collargol (Argent colloïdal).......	»	0.10
Collosine (Acétone camphré et nitrocellulose.........................	»	»
Conicine.........................	1/2 millg.	2 millig.
Convallamarine....................	0.05	0.30
Coronilline......................	0.20	0.50
Coryl, us. externe...............	»	»
Cosaprine (sulfodérivé de l'antifébrine)	2 »	3 »
Cotarnine........................	25 millig.	0.25

DÉSIGNATION DES MÉDICAMENTS	DOSE MAXIMA POUR USAGE INTERNE pour adultes	
	pour une dose	par 24 heures
	gr.	gr.
Cotoïne (retirée du coto verum) (Rubiacées)	0.20	0.60
Cotoïne para (retirée du coto verum) (Rubiacées)	0.10	0 30
Cratægus (aubépine blanche) (teinture)	»	L goutt.
Créoforme (aldéhyde formique créosoté) (désinfectant)	»	»
Créoline (dérivé du goudron) us. ext	»	»
Créosol (Tannate de créosote)	2 »	3 »
Créoso-magnésol	»	»
Créosotal (Carbonate de créosote)	0.50	10 »
Créosote de hêtre	0.20	2 »
Créosotinate de sodium	1 »	5 »
Crésalol	1 »	6 »
Crésamine (mélange de tricrésol et d'éthylènediamine) us. ext	»	»
Cressine	0.05	0.15
Cristallose (Orthotoluolsulfonate de sodium)	0.10	0.50
Croton (Huile de)	1/2 goutt.	II goutt.
— chloral	0.50	2 »
Crurine (Sulfocyanure de quinoléine et de bismuth) us. ext	»	»
Cryogénine (métabenzamine-semicarbazide	0 20	1 50
Cubébine	2 »	5 »
Cuivre (phosphate)	»	0.10
Cuprargol (Albuminate de cuivre)	»	»
Cuprohémol	0.10	1.50
Cuprol (combinaison de nucléine et d'oxyde de cuivre)	»	»
Curare (extrait de feuilles de divers strychnos	5 millig.	0.10
Cutol (Boro-tannate d'aluminium) us. ext	»	»
Cyanure de zinc	0.01	0.05
Cyprydol (Huile biiodurée)	»	»

DÉSIGNATION DES MÉDICAMENTS	DOSE MAXIMA POUR USAGE INTERNE pour adultes	
	pour une dose	par 24 heures
	gr.	gr.
D		
Damiana (Turnera aphrodisiaca)....	1.50	10 »
Delphine........................	5 millig.	0.02
Dermasan, us. ext................	»	»
Dermatol (Sous-gallate de bismuth)..	0.50	2 »
Dermol (Crysophonate de bismuth)	»	»
Dextroforme (Dextrine formolée) us. ext.........................	»	»
Diacétanilide	0.10	0.50
Diastase........................	0.10	1 »
Diéthylènediamine (Spermine, Pipérazine)........................	0.50	1 »
Digitaline amorphe................	2 millig.	8 millig.
— cristallisée...............	1/10e mill.	1 millig.
Diiodoforme (Ethylène periodé) us. ext.	»	»
Diméthylate de méthylène (Méthylal).	0.25	1 »
Dionine (Ethylchlorhydrate de morphine)........................	0.015	0.03
Diosmal........................	0.15	0.60
Diphtérine (Oxyquinaseptol)........	0.25	2 »
Dithiosalicylate de bismuth (Thioforme).........................	0.30	1 »
Dispermine (Pipérazine)............	0.50	1 »
Diurétine (Salicylate de sodium et théobromine)...................	3 »	6 »
Dormiol (Chloral d'amylène)........	0.30	2 »
Doundakine (Alcaloïde du Doundaké) (Rubiacées)..................	0.10	0.25
Dulcine (Sucrol)..................	0.01	0.20
Duotol (Carbonate de gaïacol)......	0.50	2 »
Dymal (Salicylate de didyme) us. ext.	»	»

DÉSIGNATION DES MÉDICAMENTS	DOSE MAXIMA POUR USAGE INTERNE pour adultes — pour une dose	pour par 24 heures
	gr.	gr.
E		
Echtol (mélange d'extraits fluides de Thuya et d'Echinacea) us. ext...	»	»
Ektogan (peroxyde de zinc) us. ext..	»	»
Elatérine..........................	1 millig.	2 millig.
Empyroforme, us. ext...............	»	»
Enophtalmine.......................	»	»
Eosolate d'argent..................	»	»
Eosolate de quinine (sel quinique de l'acide acétylcréosototrisulfonique	0.01	0.06
Eosote (valérianate de créosote)....	0.20	2 »
Epicarine (produit de condensation du β naphtol et de l'acide créosotique, us. ext..................	»	»
Epithol (poudre d'alliage d'étain et de cuivre) us. ext.............	»	»
Ergot de seigle....................	1 »	4 »
Ergotinine.........................	1 millig.	3 millig.
Erosine (substance résinoïde extraite du Chadamicum luteum.........	»	»
Erythrol (iodure double de bismuth et de cinchonidine).............	0.01	0 05
Erythrophléine.....................	1/10e milg.	1/2 millg.
Esérine et ses sels (Physostygmine)..	1/10e milg.	3 millig.
Ethyl-uréthane (Uréthane)..........	0 50	2 »
Eubiol (préparation d'hémoglobine desséchée)......................	»	»
Eucaïne (succédané de la cocaïne)...	0.01	0.02
Eucalyptéol (Bichlorhydrate d'eucalyptène)......................	»	»
Eucalyptol.........................	0.50	2 »
Eucasine (Caséinate d'ammoniaque).	»	»
Eudermol (Salicylate de nicotine) us. ext......................	»	»
Eudoxine...........................	»	»

DÉSIGNATION DES MÉDICAMENTS	DOSE MAXIMA POUR USAGE INTERNE pour adultes	
	pour une dose	par 24 heures
	gr.	gr.
Eugallol (Acétate de pyrogallol) us. ext.	»	»
Eugénol iodé, us. ext.	»	»
Eugoforme (Acétylméthylène digaïacol	»	»
Euménol (Tang-kui)	5 »	15 »
Euphorine (Phényl-uréthane)	1 »	2 »
Euphtalmine (Chlorhydrate) us. ext.	»	»
Eupyrine (Vanilline, éthylcarbonate de phénétidine)	0.25	1 »
Euquinine (Ethylcarbonate de quinine)	0.10	1 »
Europhène (Iodure d'isobutylorthocrésol) us. ext.	»	»
Evonymine	0.10	0.50
Exalgine (Méthylacétanilide)	0.25	1 »
		»
		»
EXTRAITS FLUIDES		»
Formule américaine		
Acanthea viridis	0.50	2 »
Adonis vernalis	0 50	2 »
Aletris farinosa	0.20	1 »
Andira inermis	0.50	2 »
Apocynum cannabinum	0.25	2 »
Baptisia tinctoria	1 »	4 »
Cactus grandiflorus	0.10	0.25
Capsella bursa-pastoris	5 »	30 »
Cascara amarga	0.50	2.50
— sagrada	0.50	3 »
Cimifuga racemosa	0.50	2 »
Cissus alata	1 »	4 »
Condurango	1 »	4 »

DÉSIGNATION DES MÉDICAMENTS	DOSE MAXIMA POUR USAGE INTERNE pour adultes	
	pour une dose	par 24 heures
	gr.	gr.
EXTRAITS FLUIDES (Suite)		
Damiana	5 »	15 »
Ecorce de Honduras	0.50	2.50
Euphorbia pilulifera	0.50	2 »
Fabiana imbricata	8 »	24 »
Francisca uniflora	0.25	3 »
Gossypium herbaceum	4 »	15 »
Gindelia robusta	0.50	5 »
Guaco	1 »	10 »
Hamamelis virginica	2 »	10 »
Hustilago maidis	0.50	2 »
Hydrastis canadensis	1 »	4 »
Hymenæa courbaril	0.50	2 50
Jacaranda caroba	1 »	12 »
Kola	0.50	2 »
Liriodendrum tulipifera	0.50	2 »
Mangifera indica	1 »	10 »
Phytolacca decandra	1 »	10 »
Piscidia erythrina	1 »	4 »
Quebracho	1 »	4 »
Rhus aromaticus	0.50	3 »
Sarracenia purpurea	1 »	3 »
Senecio jacobæa	1 »	4 »
— vulgaris (racines)	0.50	1.50

DÉSIGNATION DES MÉDICAMENTS	DOSE MAXIMA POUR USAGE INTERNE pour adultes	
	pour une dose	par 24 heures
	gr.	gr.
EXTRAITS FLUIDES (Suite)		
Simaba cédron	1 »	5 »
Simulo	5 »	14 »
Solanum paniculatum	0.25	2 »
Tribulus lanuginosus	0 50	2 »
Viburnum prunifolium	3 »	10 »
Xanthoxylum cariboeum	1 »	4 »
Yerba santa	1 »	4 »
F		
Ferratine (Albuminate acide de fer).	»	»
Ferripyrine et Ferropyrine (combinaisons de chlorure de fer et d'analgésine)	0.15	1 »
Ferrinol (combinaison de nucléine et de fer)	»	»
Ferrosine (Albuminate de fer de calcium et d'alun)	»	»
Ferro Somatose à 2 0/0 de fer	5 »	10 »
Fersan (retiré des globules rouges du sang de bœuf)	»	»
Fluoroforme (gaz soluble dans l'eau) (eau fluoroformée à 2,8 0/0)	15 »	75 »
Fluorure d'ammonium	0.05	0.10
— de sodium, us. ext.	»	»
Formaline (Aldéhyde formique) us. ext.	»	»
Formalithe (Terre d'infusoires imprégnée de formol)	»	»
Formane (Ether chlorméthylmenthylique) us. ext.	»	»

DÉSIGNATION DES MÉDICAMENTS	DOSE MAXIMA POUR USAGE INTERNE pour adultes	
	pour une dose	par 24 heures
	gr.	gr.
Formine (Urotropine)...	0.50	1.50
Formol, Formaline, Formaldéhyde (Aldéhyde formique à 40 0/0)...	»	»
Formol-caséine, us. ext....	»	»
Formopyrine (Antipyrine et aldéhyde formique)...	»	»
Fortoïne (Méthylène dicotoïne)...	0.25	1.50
Fuchsine...	0.15	30 »
G		
Gabianol (liquide retiré des schistes naturels de l'Hérault)...	0.25	1 50
Gacamphol (Ether camphorique du gaïacol)...	»	»
Gaïacétine (Pyrocatéchine monoacétique)...	»	»
Gaïacolade de pipéridine...	0.25	2.50
Gaïacol benzoïque (Benzozol)...	0.25	2 »
— cristallisé...	0.10	0.50
— éthyléné (Ether éthylénique du gaïacol)...	1 »	2 »
Gaïaco phosphal (Phosphite de gaïacol)...	»	»
Gaïacyl (Sulfogaïacolate de calcium à 5 %)...	0.02	0.10
Gaïakinol (Bromogaïacolate de quinine)...	0.50	1 »
Gaïaforme (Formol et gaïacol)...	»	»
Gaïapérol (Gaïacolate de pipéridine).	»	»
Gaïasanol (Chlorydrate de diéthylglycocolle gaïacol), us. ext...	»	»
Gallal (Gallate d'aluminium)...	»	»
Gallanol (Gallate d'anilide) us. ext.	»	»
Gallicine (Ether méthyl gallique)...	»	»
Gallobromol (Acide dibromogallique)	2 »	6 »

DÉSIGNATION DES MÉDICAMENTS	DOSE MAXIMA POUR USAGE INTERNE pour adultes	
	pour une dose	par 24 heures
	gr.	gr.
Galloformine (Acide gallique et urotropine)	»	»
Gastérine (suc gastrique naturel)	»	»
Gelsémine	1 millig.	»
Géoforme (Formol et gaïacol)	»	»
Géosote (Valérianate de gaïacol)	0,20	0,50
Globone (corps voisin des albumoses)	5 »	15 »
Glutol (Gélatine formolée) us. ext.	»	»
Glycéro-Arséniate de calcium	»	0,01
Glycine (Oxyphénylglycocolle)	»	»
Glycogène (tiré de l'organisme animal)	0.60	1 »
Glycolate de menthyle	»	»
Glycosal (Éther glycérique de l'acide salicylique)	1 »	10 »
Glycosolvol (antidiabétique)	»	»
Glycozone (Glycérine ozonée)	»	»
Goménol (Essence éthérée de melaleuca viridiflora	»	»
Gonosane	»	»
Grindélia robusta	4 »	8 »
Guaco	3 »	6 »
Guaïamar (Éther glycérique du gaïacol)	0,20	1 »
Guaïaquine (combinaison quinique d'acide gaïacolsulfonique	0 25	1 »
Guaramine (Caféine)	0.10	2 »
Guarana (Paullinia)	»	1 »
Guétol (Éther monoéthylique de la pyrocatéchine)	»	0,50
Guyasanol (voir Gaïasanol)	»	»
Gynocardique (Acide) retiré de l'huile de Chaulmoogra	0.05	1. »
Gyrgol (Mercure gélatineux)	0,10	0 20

DÉSIGNATION DES MÉDICAMENTS	DOSE MAXIMA POUR USAGE INTERNE pour adultes	
	pour une dose	par 24 heures
	gr.	gr.
H		
Haschischine.....................	0.05	0.25
Héadine (Acétanilide et bi-carbonate de sodium)..................	»	»
Hédérine (Glucoside du lierre)......	»	»
Hédonal (Méthylpropylcarbinol uréthane)........................	1 »	2 »
Helcosol (Pyrogallate de bismuth)...	»	»
Hélénine........................	0.30	1 »
Helmitol (Anhydrométhylènecitrate d'hexaméthylènetétramine)......	1 »	4 »
Hématogène (Mélange d'albumine, citrate de fer et acide acétique)..	»	»
Hémogallol (Pyrogallol et sang défibriné)......................	0.25	1 »
Hémol (Zinco-parahémoglobine).....	0.10	0.50
— (bromure)............	0.10	3 »
— (hydrargyro-iodate)........	0 005	0.01
Hermophényl (Phénoldisulfonate de mercure)......................	0.01	0.12
Héroïne (chlorhydrate) (Ether diacétique de la morphine)..........	»	3 millig.
Hétocrésol (Ether métacréosolique de l'acide cinnamique)............	»	»
Hétoforme (Cinnamate de bismuth)..	»	»
Hétol (Cinnamate de sodium synthétique)......................	0.10	0.50
Hexaméthylène-tétramine (Urotropine).......................	0 25	1.5
Hippurates (calcium, lithium, sodium).	0.25	1 »
Histogénol (émulsion de méthylarsinate de sodium associé à l'acide nucléinique)................	15 »	30 »
Holocaïne, us. ext..............	»	»

DÉSIGNATION DES MÉDICAMENTS	DOSE MAXIMA POUR USAGE INTERNE pour adultes	
	pour une dose	par 24 heures
	gr.	gr.
Holzine (solution méthylique de formol)	»	»
Honthin (Tannate d'albumine kératiné)	2 »	10 »
Hopogan (Peroxyde de magnésium)	0.25	1 »
Hydracétine (Acetphénylhydrazine)	0 25	0.75
Hydramine (mélange d'hydroquinone et paraphénylènediamine (photog.)	»	»
Hydrargyrol (Paraphénylthionate mercurique) us. ext.	»	»
Hydrastine	0.05	0.20
Hydrastinine (Chlorhydrate)	0.05	0.10
Hydrastis canadensis	4 »	8 »
Hydrate d'amylène (Alcool amylique tertiaire)	0.50	2 »
Hydroquinone (Paradiphénol)	0.20	0.60
Hyoscyamine	1/4 millg.	2 millig.
Hyoscine et ses sels	1/4 millg.	1 millig.
Hypnal (Chloralanalgésine)	0.50	2 »
Hypnone (Acétophénone)	0.10	0.40
Hypnopyrine (dérivé chloré de la quinine)	0.25	2 »
Hyrgol (Mercure colloïdal) us. ext.	»	»
I		
Ibit (Oxyiodotannate de bismuth) us. ext.	»	»
Ichtalbine (Albuminate d'ichthyol)	1 »	2 »
Ichtargan (Thiohydrocarburosulfate d'argent) us. ext.	»	»
Ichthyol (Sulfoichthyolate d'ammonium)	0.10	0.50
Ichthyolidine	3 »	6 »
Ichthoforme (combinaison d'ichthyol et formol)	0.25	4 »

DÉSIGNATION DES MÉDICAMENTS	DOSE MAXIMA POUR USAGE INTERNE pour adultes	
	pour une dose	par 24 heures
	gr.	gr.
Ichtosine (Ichthyoléosine)	»	»
Igazol (dérivé chloralé et iodoformé du formol) us. ext.	»	»
Ingluvine (Pepsine du jabot des poules)	»	»
Iodalbacid (Albumine iodée)	»	»
Iodantipyrine	0.50	1 »
Iode métalloïdique	0.01	0.05
Iodéosine B (Tétraiodofluorescéine potassique)	»	»
Iodéthylformine	0.50	2 »
Iodipin (Huile de sésame iodée) us. ext.	»	»
Iodocacodylate de mercure	»	0 03
Iodocaféine (Caféine et iodure de sodium)	0.50	3 »
Iodocaséine	»	0 25
Iodocol (Iodine et gaïacol)	»	»
Iodoforme	0.10	0.20
Iodoformine (Urotropine et iodoforme) us. ext.	»	»
Iodoformogène (combinaison d'iodoforme et d'albumine)	0.02	0.03
Iodogénol (Iode et albumine peptonée)	»	»
Iodol (Tétraiodopyrrol) us. int.	»	0.10
Iodoléine (Huile de foie de morue iodo-saccharinée)	»	»
Iodolène (Composé albumineux de l'iodol) us. ext.	»	»
Iodoline (voir Iodolène)	»	»
Iodophène (Iodophénate de bismuth et d'alumine) us. ext.	»	»
Iodopyrine (Iodo-analgésine)	0.50	1 »
Iodothéine (Théine et iodure de sodium)	0.50	3 »
Iodothéobromine (Théobromine et iodure de sodium)	0.50	3 »
Iodothyrine (Extrait de la glande thyroïde)	»	0-05
Iodure de codéine	0.04	0.15
— de méthyle (us. ext.)	»	»

DÉSIGNATION DES MÉDICAMENTS	DOSE MAXIMA POUR USAGE INTERNE pour adultes	
	pour une dose	par 24 heures
	gr.	gr.
Iodyloforme (Substance gélatineuse iodée) us. ext.	»	»
Ipsilène (Chlorure d'éthyle stérilisé) us. ext.	»	»
Iridine (Extrait résineux d'iris versicolor)	»	0.25
Isarol, us. ext.	»	»
Itrol (Citrate d'argent) us. ext.	»	»
J		
Jequiriol (Solution stérile d'abrine)	»	»
Johimbine (chlorhydrate) (Alcaloïde du Johimbéhé)	1 millig.	5 millig.
K		
Kairine (Oxyhydrométhylquinoléine).	1 »	2 »
Kandol (Ether de pétrole) us. ext.	»	»
Kélène (Chlorure d'éthyle)	»	»
Kryofine (Méthylglycolate de phénétidine)	»	»
L		
Lactanine (Dilactomonotannate de bismuth)	»	»
Lactate de mercure	»	»
Lactol, lacto-naphtol, lactate de naphtol β	»	»
Lactopeptine (Mélange de lactose, pepsine, pancréatine, diastase, acide chlorhydrique et acide lactique)	»	»

DÉSIGNATION DES MÉDICAMENTS	DOSE MAXIMA POUR USAGE INTERNE pour adultes	
	pour une dose	par 24 heures
	gr.	gr.
Lactophénine (Lactoparaphénétidine).	0.50	3 »
Lanoforme (Lanoline formolée).....	»	»
Largine (Albumine argentique) us. ext.	»	»
Lécithine (Ether phosphoglycérique de la névrine)................	0.10	0.50
Lenigallol (Triacétate de pyrogallol) us. ext....................	»	»
Leptandrine.....................	0.05	1 »
Levurase (Ferments du raisin sélectionnés)....................	0.50	3 »
Levurine (Levure de bière desséchée)	5 »	15 »
Liantral, us. ext.............. .	»	»
Lobétine.......................	0.05	0.40
Lorétinate de bismuth............	0.50	1 »
Lorétine (Acide iodoxyquinolinosulfenique) us. ext...............	»	»
Losophane (Métacrésol triiodé) us. ext.	»	»
Lycétol (Tartrate de diméthylpipérazine).....................	0.50	3 »
Lygosine (Diorthocumacétone) us. ext.	»	»
Lysidine (Ethylène éthényldiamine).	1 »	5 »
Lysoforme (Désinfectant à base de formol....................	»	»
M		
Malakine (Salicylparaphénétidine)...	1 »	4 »
Malarine (Citrate d'acétophénophénétidine......................	0.40	2 »
Méconarcéine...................	5 millig.	25 millig.
Menthol........................	0.05	0.50
Mentholphénol (Voir Formulaire)...	»	»
Menthoxal (Solution alcoolique de menthol et de peroxyde d'hydrogène).....................	»	»
Menthyle (Camphorate de) antiseptiq.	»	»

DÉSIGNATION DES MÉDICAMENTS	DOSE MAXIMA POUR USAGE INTERNE pour adultes	
	pour une dose	par 24 heures
	gr.	gr.
Mercuramine (Citrate éthylènediamine de mercure)	»	»
Mercure (Asparaginate de)	»	0.01
— colloïdal (Voir Hyrgol) us. ext.	»	»
— (Succinimide de)	1 millig	25 millig.
Mercuriol (Mélange de craie et d'amalgames de magnésium et d'aluminium) us. ext.	»	»
Mercurol (Combinaison de nucléine et de mercure)	»	0.05
Mésotane (Ether méthyloxyméthylique de l'acide salicylique) us. ext.	»	»
Métacétine (Paracétamisidine)	0.15	0.30
Métadiphénol (Résorcine)	0.50	4 »
Métanal (Formol)	»	»
Méthylol (Diméthylate de méthylène)	0.25	1 »
Méthylarsinate de sodium (Arrhénal)	0 01	0.10
Méthylène-digallate de bismuth (Bismal)	0.30	1 50
Méthylpyrocatéchine (Gaïacol)	0.20	1 »
Métol (Sulfate de méthylparaamidométacrésol) (photographie)	»	»
Microcidine (Naphtolate β de sodium) us. ext.	»	»
Migrainine (Citrate de caféine et antipyrine)	»	1 »
Mirmol	»	»
Monol (Permanganate de chaux)	0.10	0.20
Morphine et ses sels	0.01	0.10
Mydrine (Combinaison d'éphédrine et homotropine)	»	»
Myrrholine (Solution de myrrhe dans l'huile de ricin)	»	»
Myrtille (Teinture de)	XV gout.	C gouttes
Myrtol	0.10	0.50

DÉSIGNATION DES MÉDICAMENTS	DOSE MAXIMA POUR USAGE INTERNE pour adultes	
	pour une dose	par 24 heures
	gr.	gr.
N		
Naftalan (Antiprurignieux) us. ext..	»	»
Naphtaline	1 »	3 »
Naphtol α	0.25	1.50
— β	0.50	2 »
Naphtolate de bismuth (Orphol)	1 »	5 »
Narcéine	0.02	0.10
Narcéine (Méconate de)	»	»
Nargol (Combinaison de nucléine et d'argent)	»	»
Nasrol (Sulfate de caféine et de sodium)	»	»
Neuralgium (Mélange de salicylate de sodium, d'antifébrine et d'antipyrine)	»	»
Neurodine (Acétylparaoxyphényluréthane)	1 »	6 »
Niéraline (Principe actif des capsules surrénales)	»	»
Nioforme (Iodochloroxyquinoline)	»	»
Nirvanine (Ether méthylique de l'acide diéthylglycocolleparaamido-oxybenzoïque)	0.05	0.50
Nitrite de sodium	0.01	0.06
Nitroglycérine (Solution au centième).	I goutte	IV gouttes
Nosophène (Tétraiodophénolphtaléine)	0.75	1.20
Nucléine (Extrait de la rate des veaux).	»	»
Nucléoalbuminate de fer (Caséinate de fer)	0.30	0.50
Nucléol (Combinaison de nucléine et de mercure)	»	»
Nucoline (Huile de coco purifiée)	»	»
Nutrose (Caséinate de sodium)	30 »	60 »

DÉSIGNATION DES MÉDICAMENTS	DOSE MAXIMA POUR USAGE INTERNE pour adultes	
	pour une dose	par 24 heures
	gr.	gr.
O		
Œthol (Alcool cétylique) us. ext....	»	»
Oléate de sodium..................	1 »	5 »
— de zinc, us. ext....	»	»
Orexine (Chlorhydrate de phényldihydroquinazoline)............	0.10	0.50
Orexine basique (Phényldihydroquinazoline libre)...............	»	»
Orphol (β naphtolate de bismuth)....	1 »	5 »
Orthine (Acide orthohydrazine parabenzoïque)..................	0.20	1 »
Orthoforme (Ether méthylique de l'acide amidooxybenzoïque.... ..	0 50	3 »
Orthotoluolsulfonate de sodium (Cristallose).....................	0.10	0.50
Ortol (photographie).............	»	»
Ouabaïne.........................	1/10e milg	1 milligr.
Ovarine (Ovaires desséchés)....... ..	»	0.80
Ovo-lécithine	0 10	0.50
Oxaphor et Oxicamphre (Produit de l'oxydation du camphre)........	2 »	3 »
Oxychlorhydrargyre..............	0.01	0.02
Oxyde jaune ammonique............	»	»
Oxyquinaseptol	0.25	2 »
P		
Panbotano	»	70 »
Pancréon (Pancréatine et tannin tryptolitique).........	»	»
Paracotoïne	0.10	0.30
Paracréosotate de sodium.........	0.50	1 »
Paraforme (Triformol)...	0.10	2 »
Paraldéhyde..............	1 »	4 »

DÉSIGNATION DES MÉDICAMENTS	DOSE MAXIMA POUR USAGE INTERNE pour adultes	
	pour une dose	par 24 heures
	gr.	gr.
Paullinia sorbilis (Semences)......	»	1 »
Pelletiérine (Tannate de)...........	0.50	1 »
Pélagine (Mélange d'antipyrine, de cocaïne et de caféine en solution dans l'éther)....................	»	»
Pellotine (Chlorhydrate de).........	0.02	0.20
Perdynamine (Albuminate d'hémoglobine)......................	»	»
Permanganate de calcium (Monol)..	0.10	0.20
— de potassium.........	0.10	0.20
Péronine (Benzoylmorphine).......	0.02	0.04
Persodine (Persulfates alcalins).....	»	0.20
Pertussine (Extrait sucré de thym)..	»	»
Pétrolan, Pétrosulfol (Produits employés en dermatologie) us. ext..	»	»
Phénacétine (Phénédine)...........	0.50	2 »
Phénate de bismuth...............	0.50	3 »
Phénédine (Phénacétine)...........	0.50	2 »
Phénégol (Antiseptique)............	»	»
Phénocolle (Amidoacetparaphénétidine)........................	0.50	1 »
Phénopyrine (Phénolanalgésine)....	»	»
Phénosalyl (Voir Formulaire) us. ext.	»	»
Phénosuccine (Pyrantine)..........	0.50	2 »
Phényluréthane....................	1 »	2 »
Phorxal.........................	20 »	30 »
Phosote (Phosphate de créosote)....	1 »	6 »
Phosferrine (Solution glycérinée d'acide phosphorique et de chlorure de fer)......................	»	»
Phosphate de bismuth (Voir Bismutol).	0.20	0.60
— de créosote.............	0.50	1 »
Phosphore........................	1 millig.	5 millig.
Phospho-gaïacol (Phosphite de gaïacol)........................	0.50	1 »
Phosphomannitate de fer...........	0.10	0.30

DÉSIGNATION DES MÉDICAMENTS	DOSE MAXIMA POUR USAGE INTERNE pour adultes	
	pour une dose	par 24 heures
	gr.	gr.
Phosphotal (Phosphite de créosote)..	2 »	5 »
Picrol (Acide diiodorésorcinomonosulfonique)..................	»	»
Picropyrine (Acide picrique et analgésine)......................	»	»
Picrotoxine......................	5 millig.	0.02
Pilocarpine et ses sels..............	5 millig.	0.02
Pipérazine (Pipérazidine, diéthylènediamine, spermine)...........	»	»
Pipéronal (Héliotropine)...........	0.50	1 »
Podophyllin	0.01	0.05
Propylamine......................	3 »	10 »
Protan (Tannin nuclo-protéide).....	»	»
Protargol (Proténiate d'argent) us. ext.	»	»
Protyline........................	1 »	4 »
Pulmoforme (Digaïacol de méthylène)	»	»
Purgatol (Diacétyléther d'anthrapurpurine)	»	0.50
Purgo (Phénolphtaléine)...	0.05	0.15
Pyoktannin bleu (Violet de méthyl) us. ext........................	»	»
Pyoktannin jaune (Auramine) us. ext	»	»
Pyramidon (Diméthylamidoantipyrine)	0.30	0.50
Pyrantine (Phénosuccine)..........	0.50	2 »
Pyranum	1 »	2 »
Pyrodine (Voir Hydracétine)........	0.25	0.75
Pyrogallopyrine (Pyrogallolantipyrine)........................	»	»
Pyrosal (Salicylacétate d'analgésine)	»	»
Q		
Quassine amorphe....	25 millig.	0.[illegible]0
— cristallisée..............	1 millig.	0.01
Quinaphénine..............	0.15	2 »

DÉSIGNATION DES MÉDICAMENTS	DOSE MAXIMA POUR USAGE INTERNE pour adultes	
	pour une dose	par 24 heures
	gr.	gr.
Quinaseptol (Acide orthoxyquinolin-monosulfonique)	»	»
Quinetum (Mélange de quinine, cinchonine et cinchonidine)	»	»
Quinoforme (Formol et acide quinotannique)	»	»
Quinotropine (Quinate d'atropine)	»	»
R		
Rénaline (Adrénaline) (Principe actif des capsules surrénales)	»	»
Rénaglandine (Voir Niéraline)	»	»
Résorbine (Aleptine)	»	»
Résorcine	0.50	4 »
Résorcinol (Mélange d'iodoforme et résorcine)	»	»
Rétinol	0.50	6 »
Rheumatine (Salicylquinine)	1 »	4 »
Rodinal (Solution alcaline de chlorhydrate de paramidophénol (photographie)	»	»
Rosinol	0.50	6 »
S		
Saccharine (Acide anhydrosulfamidobenzoïque)	0.05	0.25
Salacétol (Salicylate d'acétone)	2 »	3 »
Salacréol, us. ext	»	»
Salibromine	2 »	5 »
Salicine	2 »	5 »
Salicylacétol (Voir Salacétol)	»	»
Salicyl α méthylphénylhydrazine (Agatine)	0.50	2 »
Salicylamide	0.15	1 »

DÉSIGNATION DES MÉDICAMENTS	DOSE MAXIMA POUR USAGE INTERNE pour adultes	
	pour une dose	par 24 heures
	gr	gr.
Salicylate d'antipyrine (Salipyrine)..	0.50	4 »
— de bismuth.............	0.50	4 »
— de crésylol....	0.50	3 »
— de lithine..............	0.50	4 »
— de mercure.	0.01	0.05
— de naphtol (Bétol)........	0.50	2 »
— de phénocolle (Salocolle)..	0.50	2 »
— de phénol (Salol).........	0.50	4 »
— de sodium...............	0.50	8 »
— — et théobromine (Diurétine)...	0.50	6 »
— de théobromine et lithium.	0.50	4 »
— de thymol...............	0.50	2 »
— de tolipyrine (Tolysal)....	0.50	8 »
Salifébrine (Salicylate d'acétanilide)..	»	»
Saliformine (Salicylate d'urotropine).	1 »	2 »
Salinaphtol (Bétol)................	0.50	2 »
Salinigrine (Glucoside de l'écorce du salix nigra).................	»	»
Salipyrine (Salicylate d'antipyrine).	0.50	4 »
Salocolle (Salicylate de phénocolle)..	0.50	2 »
Salol (Salicylate de phénol)........	0.50	4 »
Salophène (Acetparamidosalol)......	0.50	4 »
Saloquinine (Ether quinique de l'acide salicylique).................	1 »	4 »
Salumine (Salicylate d'alumine).....	»	»
Sanatogène (Glycérophosphate de caséine sodique).............	10 »	30 »
Sanoforme (Ether méthyldiiodosalicylique) us. ext..............	»	»
Santonine..........................	0.05	0.25
Sapodermine (Combinaison de mercure et caséine) us. ext.........	»	»
Sapolan, us. ext...................	»	»
Schistiol (Sulfoschistiolate d'ammoniaque).......................	»	»
Scillitine........................	5 millig.	0.01

DÉSIGNATION DES MÉDICAMENTS	DOSE MAXIMA POUR USAGE INTERNE pour adultes — pour une dose	par 24 heures
	gr.	gr.
Scopolia carniolica	0.30	0.40
Sicco (Préparation sèche d'hémoglobine	»	»
Sidonal (Quinate de pipérazine)	5 »	8 »
Silbérol (Sulfophénate d'argent) us. ext.	»	»
Solanine	»	»
Solutol (Crésol sodique) us. ext.	»	»
Solvéol (Crésol et créosolate de sodium) us ext.	»	»
Solvosal (Acide salolorthophosphorique)	»	»
Solvosal de lithium	»	»
— de potassium	»	»
Somatose (Albumose)	10 »	20 »
Somnal (Ethylchloraluréthane)	0.50	2 »
Somnoforme	»	»
Soundaké (Quinquina africain)	»	»
Sozoïodol, us. ext.	»	»
Spartéine et ses sels	0.03	0.20
Spasmotine (Sphacélotoxine)	0.04	0.10
Spermine (Pipérazine)	0.25	1 »
Sphacélotoxine (Spasmotine)	0.04	0.10
Stérésol (Voir Formulaire)	»	»
Strophantine	1/10 milg.	5/10 milg.
Strychnine et sels	1 millig.	0.02
Stypticine (Chlorhydrate de cotarnine)	25 millig.	0.25
Styptol	0.05	0.15
Styracol (Cinnamate de gaïacol)	»	»
Styrone (Alcool cinnamique)	»	»
Subcutine, us. ext.	»	»
— us. int.	0.30	1 »
Sucrol (Dulcine)	»	»
Sulfaminol (Thyoxydiphénylamine).	»	»
Sulfocaféate de lithium	0.50	6 »
Sulfocarbol (Aseptol) us. ext.	»	»

DÉSIGNATION DES MÉDICAMENTS	DOSE MAXIMA POUR USAGE INTERNE pour adultes	
	pour une dose	par 24 heures
	gr.	gr.
Sulfoléine (Sulforicinate de sodium) us. ext.	»	»
Sulfonal (Diéthylsulfonediméthylméthane)	1 »	4 »
Sulfosote (Sulfocréosotate de potassium)	»	»
Sulfothyolate d'ammonium (Thiol)	0.10	0.30
Sulfure d'allyle	0.01	0.05
Symphorol (Caféinosulfates alcalins).	»	»
Synthol (Nouveau révélateur)	»	»
T		
Tannalbine (Tannate d'albumine)	1 »	5 »
Tannate d'orexine	0.10	0.50
Tannigène (Acétyl tannin)	0.50	3 »
Tannoforme (Formol et acide gallique condensés) us. ext	»	»
Tannopine (Tannin et urotropine)	0.50	3 »
Tanosal (Tannate de créosote)	1 »	6 »
Taphosote (Tanno-phosphate de créosote	1 »	6 »
Tartrophène (Acide tartrique et phénildine) (utilisé comme le citrophène)	»	»
Tellurate de potassium	»	3 millig.
Ténaline (Mélange d'arécaïne, d'arécaïdine et de guavine)	»	»
Terpine et Terpinol	0.50	2 »
Tétronal (Diéthylsulfonediéthylméthane)	0.50	2 »
Thalline (Tétrahydroparaquinanisol).	0.05	1 »
Théine (Caféine)	0.10	2 »
Théobromine (Diméthylxanthine)	0.50	3 »
Théocine (Diméthylxanthine)	0.30	0.50

DÉSIGNATION DES MÉDICAMENTS	DOSE MAXIMA POUR USAGE INTERNE pour adultes	
	pour une dose	par 24 heures
	gr.	gr.
Thermine (Tétrahydronaphtylamine β)	»	»
Thermodine (Acétyléthoxyphényluréthane)	0.25	0.75
Thigénol (Huile sulfitée sodique à 10 °/₀ de soufre)	1 »	2 »
Thiocol (Sulfogaïacolate de potassium)	1 »	4 »
Thioforme (Dithiosalicylate basique de bismuth)	0.30	1 »
Thiol (Sulfothiolate d'ammonium et de sodium)	»	»
Thiosapol (Savon sulfureux)	»	»
Thuya occidentalis	»	»
Thymacétine (Ether acetparamidothymoléthylique)	0.25	1 »
Thymatol (Carbonate de thymol) us. ext.	»	»
Thyroïdine (Poudre de glande thyroïde desséchée)	»	»
Thyroïodine (Voir Iodothyrine)	»	0.05
Tilliadine (Composé extrait de l'écorce de tilleul)	»	»
Tolipyrine (Paratolyldiméthylpyrazotone)	0.50	1 »
Tolysol (Salicylate de tolipyrine)	0.50	8 »
Tonquinol (Musc artificiel)	»	»
Traumaticine (Solution de gutta dans le chloroforme)	»	»
Traumatol (Iodocrésol) us. ext.	»	»
Tribromophénol (Bromol)	0.01	0.02
Tribromure d'allyle	0.25	1 »
Trichloracétate de thymyle (antiseptique) us. ext.	»	»
Triferrine (Paranucléinate de fer)	»	»
Triformol (Trioxyméthylène)	»	»
Trigénine	0.50	2 »
Trinal	0.50	2 »

DÉSIGNATION DES MÉDICAMENTS	DOSE MAXIMA POUR USAGE INTERNE pour adultes	
	pour une dose	par 24 heures
	gr.	gr.
Trinitrine (Solution alcoolique au centième)	I goutte	IV gouttes
Trional (Diéthylsulfoneméthyléthylméthane)	0.50	2 »
Triphénine (Propionylparaphénétidine)	0.50	2 »
Tropacocaïne (Benzoylpseudotropéine)	»	»
Tropon (Albumine végétale)	15 »	30 »
Tuménol (Acide tuménolsulfonique) us. ext.	»	»
Tussol (Amygdalate d'antipyrine)	0.50	2 »
Tyratol (Carbonate de thymol)	»	2 »
Tyrosal (Salicylacétate d'antipyrine)		»
U		
Ulmarène (Voir Salicylate de méthyle)	»	»
Urane (Sels d')	0.02	0.10
Urée (Nitrate d')	0.50	2 »
Urésine	0.20	2 »
Uréthane (Carbonate d'éthyle)	0.50	2 »
— de thymol (Ether thymolcarbonique)	»	»
Urisolvine (Combinaison d'urée et de citrate de lithium)	0.20	5 »
Urol (Quinate d'urée)	»	»
Uropherine (Salicylate de lithine et de théobromine)	0.50	4 »
Urosine (Quiniate de lithium)	0.10	0.50
Urostérol (Extrait du pichi-pichi)	»	»
Urotropine (Hexaméthylènetétramine)	0.25	1.50
Ursal (Salicylate d'urée)	0.50	2 »

DÉSIGNATION DES MÉDICAMENTS	DOSE MAXIMA POUR USAGE INTERNE pour adultes — pour une dose	DOSE MAXIMA POUR USAGE INTERNE pour adultes — par 24 heures
	gr.	gr.
V		
Valérianate de créosote (Eosote)...	0.20	2 »
Valérydine (Valérianate de paraamidophénol).....................	0.50	2 »
Validol (Valérianate de Menthol)...	V gouttes	X gouttes
Valyl (Diéthylamide de l'acide valérianique).......	0.125	0.50
Vanadates de soude et de fer........	1 milligr.	4 milligr.
Vasogène (Vaseline oxygénée)......	»	»
Vasothion (Vasogène soufré à 10 %).	»	»
Vératrine........................	5 millig.	0.03
Vératrol (Méthylgaïacol)..........	0.10	0.50
Véronal..........................	0.50	1 »
Viburnine........................	0.05	0.15
Vioforme (Iodochloroxyquinoline) us. ext..........................	»	»
W		
Wismol, us. ext..................	»	»
X		
Xanol (Salicylate de sodium et caféine)	»	»
Xanthoxyline (Alcaloïde retiré du xanthoxylum cariboeum)..........	»	»
Xéroforme (Tribromophénolate de bismuth).....................	0.10	0.50
Xylène ou Xylol..................	0.50	3 »

DÉSIGNATION DES MÉDICAMENTS	DOSE MAXIMA POUR USAGE INTERNE pour adultes	
	pour une dose	par 24 heures
	gr.	gr.
Y		
Yohimbine (Chlorhydrate de) (Alcaloïde du Yumbehoa)............	1 millig.	5 millig.
Z		
Zincoparahémoglobine (Hémol).....	0.10	0.50
Zomol (Préparation nutritive de viande crue.....................	»	»
Zuchérine (Voir Saccharine)........	»	»

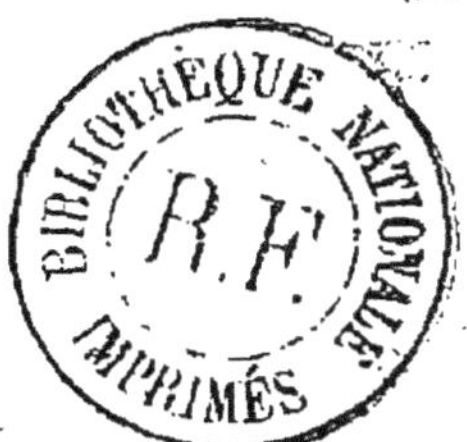

TABLEAU DES

ET INCOMPATIBILITÉS DE

	Acétanilide	Antipyrine	B. Naphtol	Camphre	B. Camphre	Chloral	Exalgine
Acétanilide	P	P	P	P	P	H	P
Antipyrine	P	P	L	P	P	P	P
B. Naphtol	P	L	P	L	P	P	P
Camphre	P	P	L	P	P	L	L
Brom. de Camphre	P	P	P	P	P	L	P
Chloral	H	P	P	L	L	P	L
Exalgine	P	P	L	P	P	L	P
Menthol	P	P	L	P	P	L	P
Méthacétine	P	P	P	P	P	L	P
Naphtaline	P	P	P	P	P	P	P
Salicylate de Soude	P	M	P	P	P	P	P
Phénacétine	P	P	L	P	P	L	P
Phénol	P	L	L	L	L	L	L
Pyrogallol	P	M	P	L	P	P	L
Résines	P	P	P	P	P	P	P
Résorcine	H	P	M	P	L	P	L
Acide salicylique	P	P	P	P	P	P	L
Salol	P	H	P	L	L	L	L
Thymol	L	L	P	L	L	L	L
Uréthane	P	L	L	L	P	L	L

P = poudre sèche — H = poudre humide

ACTIONS RÉCIPROQUES

QUELQUES PRODUITS CHIMIQUES

Menthol	Méthacétine	Naphtaline	Salic. Soude	Phénacétine	Phénol	Pyrogallol	Résines	Résorcine	Acide salic.	Salol	Thymol	Uréthane
L	P	P	P	P	P	P	P	H	P	P	L	P
P	P	P	M	P	L	M	P	M	P	H	L	L
L	P	P	P	P	L	P	P	P	P	P	P	L
L	P	P	P	P	L	L	P	L	P	L	L	L
P	P	P	P	P	L	P	P	P	P	L	L	P
L	L	P	P	L	L	P	P	P	P	L	L	L
L	P	P	P	P	L	L	P	L	L	L	L	P
P	P	P	P	P	L	L	L	L	P	M	L	L
P	P	P	P	P	L	P	P	H	P	P	P	L
P	P	P	P	P	L	P	P	P	P	L	P	P
P	P	P	P	P	P	P	P	P	P	P	P	P
P	P	P	P	P	L	P	P	P	P	P	P	P
L	L	L	L	P	L	L	L	L	P	L	L	L
L	P	P	P	P	L	P	L	P	P	P	P	P
L	P	P	P	P	L	P	P	P	M	P	M	M
L	H	P	P	P	L	P	P	P	P	P	P	L
H	P	P	P	P	P	P	M	P	P	P	P	L
P	P	L	P	L	P	M	P	P	P	P	L	L
L	P	P	P	P	L	P	M	P	P	L	P	L
P	P	P	P	P	L	L	M	L	L	L	L	P

— M = masse pâteuse — L = liquide.

TABLE ALPHABÉTIQUE

PAR NOMS D'AUTEURS

des Spécialités susceptibles d'être remplacées par les Préparations inscrites au Formulaire

AUTEURS	DÉNOMINATION DE LA SPÉCIALITÉ	PRÉPARATION DU FORMULAIRE
ALEXANDRE.	Cascara Alexandre.	Elixir de cascara.
ALPES.	Thé des Alpes.	Thé purgatif.
ANIODOL.	Aniodol Pinard.	Solution de formol composée.
APENTA.	Eau purgative.	Eau purgative concentrée.
ARHÉOL.	Capsules d'Arhéol-Viala.	Capsules de santalol.
ASTIER.	Condurango Astier.	Granulé de condurango.
—	Kola granulée.	Granulé de kola.
BAIN.	Elixir Bain à la coca.	Elixir de coca.
—	Vin Bain à la coca ferrugineux.	Vin de coca ferrugineux.
BATTLE.	Bromidia Battle.	Bromidia.
BAYARD.	Vin Bayard à la peptone.	Vin de peptone.
BEAUJON.	Oxymel diurétique.	Oxymel diurétique.
BENGUÉ.	Baume Bengué.	Baume au salicylate de méthyle et menth.
Biborax oriental.	Borate de soude.	Borate de soude.
BERLIOZ.	Stérésol.	Stérésol.
BERTIN.	Vin Bertin, iodotannique phosphaté.	Vin iodotannique phosphaté.
BIDET.	Vésicatoire liquide de Bidet.	Vésicatoire liquide.
BOSSON.	Sirop Bosson créosoté	Sirop de créosote.
—	— Bosson gaïacolé.	Sirop de gaïacol.

AUTEURS	DÉNOMINATION DE LA SPÉCIALITÉ	PRÉPARATION DU FORMULAIRE
BOUDAULT.	Elixir Boudault à la pepsine.	Elixir de pepsine.
—	Elixir Boudault à la peptone.	— de peptone.
BOURBOULE.	Bain de Bourboule.	Bain de Bourboule.
BOURGUIGNON.	Bougies, crayons et ovules.	Bougies, crayons et ovules.
—	Sirop Bourguignon au chlorhydrophosphate de chaux.	Sirop de chlorhydrophosphate de chaux
—	Solution Bourguignon au chlorhydrophosphate de chaux.	Solution de chlorhydrophosphate de chaux à 6 0/0.
—	Vin Bourguignon à la coca et au phosphate de chaux.	Vin de coca phosphaté.
BOUTY.	Elixir Bouty cocaïne et pepsine.	Elixir digestif cocaïné.
BOUYER.	Vin Bouyer antihydropique.	Vin antihydropique.
BRAVAIS.	Vin Bravais.	Vin reconstituant.
BRIET.	Appareil Briet.	Paquets pour eau de seltz.
BROMIDIA.	Bromidia Battle.	Bromidia.
BUGEAUD.	Vin de Bugeaud toni-nutritif au quinquina et cacao.	Vin de quinquina et cacao.
BULLY.	Vinaigre de Bully.	Vinaigre de toilette.
CADET.	Thé Cadet purgatif.	Thé purgatif.
CARABANA.	Eau purgative.	Eau purgative concentrée.
CARLSBAD.	Sel de Carlsbad.	Sel de Carlsbad artificiel.
CASTINEL.	Vin Castinel créosoté triphosphaté.	Vin de phosphate de chaux créosoté.

AUTEURS	DÉNOMINATION DE LA SPÉCIALITÉ	PRÉPARATION DU FORMULAIRE
CATILLON.	Elixir Catillon à la peptone.	Elixir de peptone.
—	Vin de peptone Catillon.	Vin de peptone.
CEYLAN.	Sirop de Ceylan à la pepsine.	Sirop de pepsine.
CHAMBARD.	Thé Chambard purgatif.	Thé purgatif.
CHAUMEL	Bougies, crayons et ovules.	Bougies, crayons et ovules.
CHAPOTEAUT.	Sirop Chapoteaut au glycérophosphate de chaux.	Sirop de glycérophosphate de chaux.
—	Peptone Chapoteaut.	Peptone liquide au 1/4.
—	Vin de peptone Chapoteaut.	Vin de peptone.
CHASSAING.	Sirop de Chassaing à la pepsine.	Sirop de pepsine.
—	Vin de Chassaing (pepsine et diastase).	Vin bidigestif (pepsine et diastase).
CHAUMEL.	Bougies médicamenteuses.	Bougies médicamenteuses.
—	Crayons médicamenteux.	Crayons à l'iodoforme et autres
—	Ovules Chaumel.	Ovules (glycérine solidifiée).
—	Suppositoires Chaumel.	Suppositoires (glycérine solidifiée).
CHLORIDIA.	Chloridia.	Chloridia.
CHURCHILL.	Sirop d'hypophosphites.	Sirop d'hypophosphites de calcium
CLERMONT.	Sirop d'arséniate de fer de Clermont.	Sirop d'arséniate de fer soluble.
CLÉRY.	Poudre antiasthmatique de Cléry.	Poudre antiasthmatique.

AUTEURS	DÉNOMINATION DE LA SPÉCIALITÉ	PRÉPARATION DU FORMULAIRE
CLIN.	Antipyrine (Solution)	Elixir d'antipyrine.
—	Cacodylate (Gouttes).	Solution de cacodyl.
—	Cacodylate (Ampoul.)	Inject. de cacodylate.
—	Lecithine (Ampoules)	Solution de lecithine.
—	Metharsinate (Gou[ttes])	Solut. de métharsin[ate]
—	Metharsinate (Amp[les])	Inject. de métharsin[ate]
—	Salicylate de soude (Solution).	Elixir de salicylate de soude.
COIRRE.	Chlorhydropeptine Coirre.	Elixir chlorhydropepsique simple.
—	Pilules Coirre au podophyllin.	Pilules de podophyllin.
—	Sirop Coirre au chlorhydrophosphate de chaux.	Sirop de chlorhydrophosphate de chaux.
—	Solution Coirre au chlorhydrophosphate de chaux.	Solution de chlorhydrophosphate de chaux à 6 0/0.
CRIBIER.	Vin Cribier toni-nutritif.	Vin de quinquina et cacao phosphaté à la viande.
CROSNIER.	Sirop minéral sulfureux de Crosnier.	Sirop de monosulfure de sodium au goudron.
DALLOZ.	Glycérophosphate Dalloz.	Granulé de glycérophosphate de chaux
DÉCLAT.	Glycophénique Déclat	Solution glycophénique.
—	Sirop iodophénique Déclat.	Sirop iodophénique.
—	Sirop d'acide phénique Déclat.	Sirop phéniqué.
—	Solution iodophénique Déclat.	Solution iodophénique.
DEFRESNE.	Elixir Defresne à la pancréatine.	Elixir de pancréatine.

AUTEURS	DÉNOMINATION DE LA SPÉCIALITÉ	PRÉPARATION DU FORMULAIRE
DEFRESNE.	Elixir Defresne à la peptone.	Elixir de peptone.
—	Peptone Defresne liquide.	Peptone liquide au 1/4
—	Vin Defresne à la peptone.	Vin de peptone.
DELABARRE.	Sirop de dentition de Delabarre.	Sirop de dentition. Mellite de dentition.
DELANGRENIER.	Racahout des Arabes de Delangrenier.	Racahout.
DELATTRE.	Elixir Delattre à la kola.	Elixir de kola.
DELPECH.	Pilules podophylle.	Pilules au podophyllin
DESBRIÈRES.	Chocolat purgatif Desbrières.	Chocolat purgatif.
DESCHIENS.	Elixir d'hémoglobine de Deschiens.	Elixir d'hémoglobine.
—	Sirop d'hémoglobine de Deschiens.	Sirop d'hémoglobine.
—	Vin d'hémoglobine de Deschiens.	Vin d'hémoglobine.
DORÉ.	Thymol Doré.	Solution de thymol sodé.
DUBOIS.	Chloral-bromuré Dubois.	Sirop de chloral bromuré.
—	Poudre alcalino-phosphatée.	Poudre alcaline phosphatée.
DUFAU.	Sirop Dufau aux stigmates de maïs.	Sirop de stigmates de maïs.
DUSART.	Sirop Dusart au lactophosphate de chaux	Sirop de lactophosphate de chaux.
—	Vin Dusart au lactophosphate de chaux	Vin de lactophosphate de chaux.
DUSAULE.	Salicol Dusaule.	Solution boro-salicylique.

AUTEURS	DÉNOMINATION DE LA SPÉCIALITÉ	PRÉPARATION DU FORMULAIRE
ESCOUFLAIRE.	Poudre Escouflaire antiasthmatique.	Poudre antiasthmatique.
ESPIC.	Poudre antiasthmatique.	Poudre antiasthmatique.
EXIBARD.	Poudre d'Abyssinie.	Poudre antiasthmatique.
FALLIÈRES.	Phosphatine Fallières	Racahout.
FÈVRE.	Appareil Fèvre.	Paquets pour eau de seltz.
FOURNIER.	Sirop Fournier glycérophosphaté.	Sirop de glycérophosphate de chaux.
—	Vin Fournier créosoté	Vin de créosote.
FRANCK.	Grains de santé.	Grains de santé.
FRAUDIN.	Charbon granulé Fraudin.	Granulé de charbon naphtolé.
Frères Maristes	Solution de biphosphate de chaux des frères Maristes.	Solution de phosphate monocalcique.
FRAYSSE.	Sirop d'hémoglobine.	Sirop d'hémoglobine.
FREYSSINGE.	Goudron Freyssinge.	Liqueur de goudron non alcaline.
—	Glycérophosphate Freyssinge { de chaux, de fer ou de soude.	Polyglycérophosphate { de chaux, de fer ou de soude.
GAIFFE.	Liquide pour piles.	Liquides pour piles.
GALLARD.	Gouttes blanches de Gallard.	Gouttes blanches de Gallard.
GÉRAUDEL.	Pastilles Géraudel.	Pastiles de goudron composées.
GIRARD.	Sirop Girard iodotannique phosphaté.	Sirop iodotannique phosphaté.
—	Vin Girard iodotannique phosphaté.	Vin iodotannique phosphaté.

AUTEURS	DÉNOMINATION DE LA SPÉCIALITÉ	PRÉPARATION DU FORMULAIRE
GLASSER.	Cacodylate de soude (ampoules).	Injections de cacodylate.
—	Cacodylate de soude (granules).	Granules de cacodylate.
—	Rhénate de soude (ampoules).	Injections de methylarsinate.
—	Rhénate de soude (granules).	Granules de methylarsinate.
GOMBAULT.	Sirop de Gombault.	Sirop de Gombault.
GONNON.	Elixir de terpine Gonnon.	Elixir de terpine.
—	Suppositoires Gonnon à la glycérine.	Suppositoires à la glycérine solidifiée.
—	Vin Gonnon créosoté.	Vin de créosote.
GRASSET.	Liqueur Grasset.	Liqueur Grasset.
GREZ.	Elixir Grez.	Elixir chlorhydropepsique composé.
GUBLER.	Oxymel diurétique.	Oxymel diurétique.
GUILLERMOND.	Sirop iodotannique Guillermond.	Sirop iodotannique.
GUYOT.	Goudron Guyot.	Liqueur de goudron alcaline.
HAMPTON.	Elixir de peptonate de Hampton.	Elixir de peptonate de fer.
HENRI.	Appareil Henri.	Paquets pour eau de seltz.
HOUDÉ.	Elixir Houdé papaïne et pancréatine.	Elixir digestif cocaïné composé.
—	Pastilles chloroboratées à la cocaïne.	Pastilles borochloratées cocaïnées.
—	Sirop Houdé à la spartéine.	Sirop de spartéine.
—	Vin Houdé à la caféine.	Vin de caféine composé.
HUNYADI-JANOS.	Eau purgative.	Eau purgative.

AUTEURS	DÉNOMINATION DE LA SPÉCIALITÉ	PRÉPARATION DU FORMULAIRE
JANOS.	Eau purgative.	Eau purgative.
JAILLET.	Peptofer Jaillet.	Elixir de peptonate de fer.
JACQUEMAIRE.	Glycérophosphate Jacquemaire.	Granulé de glycéro phosphate de chaux
—	Solution de biphos phate de chaux Jacquemaire.	Solution de phosphate monocalcique.
—	Phosphate Vital Jacquemaire.	Solution de glycéro-phosphate de chaux
JEAN-BART.	Thé purgatif Jean-Bart.	Thé purgatif.
JOUISSE.	Vin Gaulois de Jouisse.	Vin iodotannique phosphaté.
KREUTZNACH.	Bain de Kreutznach.	Bain de Kreutznach.
KUGLER.	Glycéricones de Kügler.	Suppositoires à la glycérine et au beurre de cacao.
LABARRAQUE.	Vin de quinium Labarraque.	Vin de quinium.
LACHARTRE.	Sulfo-Bore.	Sulfo-Bore.
LANGLEBERT.	Sirop de Langlebert au convallaria.	Sirop de convallaria maïalis.
LARTIGUE.	Pilules antigoutteuses	Pilules antigoutteuses
LAURÉNOL.	Laurénol.	Solution antiseptique zinco-cuprique composée.
LAVILLE.	Pilules antigoutteuses	Pilules antigoutteuses
LAVOIX.	Beef-Lavoix. Vin de Beef-Lavoix.	Vin reconstituant.
LEBEUF.	Coaltar saponiné Lebeuf.	Emulsion de coaltar.
LERAS.	Solution Leras au phosphate de fer.	Solution de pyrophosphate de fer et de soude.

AUTEURS	DÉNOMINATION DE LA SPÉCIALITÉ	PRÉPARATION DU FORMULAIRE
LEGRAS.	Poudre Legras.	Poudre antiasthmat.
LETELLIER.	Chocolat Letellier.	Chocolat vermifuge.
L'HÔTE.	Appareil L'Hôte.	Paquets pour eau de seltz.
LIMOUZIN.	Crayons à l'huile de croton Limouzin.	Crayons d'huile de croton.
LUCAS-CHAMPIONNIÈRE.	Poudre Lucas-Championnière.	Poudre Lucas-Championnière.
LUTON.	Vin de noyer phosphaté.	Vin de noyer phosphaté.
MANGANÉSIA.	Manganésia.	Manganate antidiabétique (soluté).
MARK.	Sirop cardiaque du docteur Marck.	Sirop de spartéine.
MARIANI.	Elixir de coca Mariani	Elixir de coca.
—	Liqueur Mariani à la terpine et à la coca.	Elixir de terpine et coca.
—	Vin Mariani à la coca du Pérou.	Vin de coca (Codex).
MARISTES (frères).	Solution de biphosphate de chaux des Frères Maristes.	Solution de phosphate monocalcique.
MARYE.	Chlorol Marye.	Chlorol vert.
MAUREL.	Poudre Maurel antiasthmatique.	Poudre antiasthmatique.
MAYGRIER.	Sirop de Maygrier.	Sirop de Maygrier.
MESSONNIER.	Boricine Messonnier	Boro-borax.
MIALHE.	Elixir de pepsine de Mialhe.	Elixir de pepsine.
MIDY.	Elixir de cascara Midy	Elixir de cascara.
—	Elixir vineux de kola Midy.	Elixir de kola.
—	Pastilles Midy (cocaïne boro-chloratées).	Pastilles boro-chloratées cocaïnées.

AUTEURS	DÉNOMINATION DE LA SPÉCIALITÉ	PRÉPARATION DU FORMULAIRE
MIDY.	Solution de lactate de strontium Midy.	Solution de lactate de strontium.
MONAVON.	Kola Monavon.	Elixir de kola.
—	Eupeptique Monavon.	Elixir tridigestif.
MORIDE.	Vin iodé Moride.	Vin iodé.
MOUSSETTE.	Pilules Moussette (aconitine et quinium)	Pilules antinévralgiques.
MURE.	Solution de biphosphate de chaux Mure.	Solution de phosphate monocalcique.
—	Solution de chlorhydrophosphate de chaux Mure.	Solution de chlorhydrophosphate de chaux à 6 0/0.
—	Solution de chlorhydrophosphate de chaux créos. Mure.	Solution de chlorhydrophosphate de chaux créosoté.
NALINE.	Histogénol Naline.	Elixir nucléinique. Sirop de nucléine composé.
NATTON.	Kola-Bah Natton.	Elixir de kola.
NÉRIS.	Bain de Néris.	Bain de Néris.
NESTLÉ.	Farine lactée Nestlé.	Farine nutritive.
NOURRY.	Sirop iodotannique Nourry.	Sirop iodotannique.
—	Vin Nourry iodotanné	Vin iodotanné.
OBERLIN.	Savon iodo-ioduré.	Baume opodeldoch ioduré.
ODET.	Solution Odet au biphosphate de chaux	Solution de phosphate monocalcique.
OSSIAN-HENRY.	Vin iodé Ossian-Henry	Vin iodé.

AUTEURS	DÉNOMINATION DE LA SPÉCIALITÉ	PRÉPARATION DU FORMULAIRE
PAQUIGNON.	Migrainine Paquignon.	Antimigraine.
PAULIAC.	Elixir de terpine Pauliac.	Elixir de terpine.
PAUTAUBERGE.	Solution Pautauberge créosotée.	Solution de chlorhydrophosphate de chaux créosoté.
—	Solution Pautauberge au gaïacol phosphaté.	Solution de chlorhydrophosphate de chaux gaïacolé.
PENNÈS.	Sel de Pennès pour bain.	Bain salin aromatique.
—	Vinaigre antiseptique de Pennès.	Vinaigre antiseptique
PERSODINE.	Solution de Persodine Lumière.	Solution de persulfate alcalin.
PESQUI.	Vin antidiabétique, Vin urané Pesqui.	Vin urané.
PIERLOT.	Thé Saint-Germain Pierlot.	Thé purgatif.
—	Valérianate d'ammoniaque Pierlot.	Valérianate d'ammoniaque liquide.
PINARD.	Aniodol.	Solution de formol pour pansements hygiéniques.
PISTOIA.	Poudre Pistoia Planche.	Poudre antigoutteuse
PLANCHE.	Poudre Pistoia Planche.	Poudre antigoutteuse
POUILLET.	Sulfureux Pouillet.	Poudre sulfureuse pour boisson.
PURGO.	Purgyl purgène.	Pilules de phtaléine.
QUENTIN.	Elixir Vital-Quentin.	Elixir toni-phosphaté

AUTEURS	DÉNOMINATION DE LA SPÉCIALITÉ	PRÉPARATION DU FORMULAIRE
RABUTEAU.	Elixir ferrugineux Rabuteau.	Elixir de protochlorure de fer.
—	Sirop ferrugineux Rabuteau.	Sirop de protochlorure de fer.
RAMI.	Sirop Rami bromoformé.	Sirop de bromoforme composé.
RIO.	Elixir eupeptique.	Elixir tridigestif.
ROBIN.	Elixir de peptonate de fer Robin.	Elixir de peptonate de fer.
—	Glycérophosphate Robin.	Granulé de glycérophosphate de chaux
—	Peptonate de fer Robin, gouttes concentrées.	Peptonate de fer, gouttes concentrées
ROCHER.	Laxatif ou Poudre laxative Rocher.	Poudre laxative.
ROUSSEAU.	Valérianate d'ammqe liquide Rousseau.	Valérianate d'ammoniaque liquide.
ROY.	Quinium Roy.	Granulé de quinium.
ROYA.	Hamaméline Roya.	Elixir d'hamamelis.
RUBINAT.	Eau purgative.	Eau purgative concentrée.
SAINT-AIGNAN.	Thé Saint-Aignan purgatif.	Thé purgatif.
ST-GOTHARD.	Thé Saint-Gothard purgatif.	Thé purgatif.
SAINT-LUC.	Désinfectant Saint-Luc.	Désinfectant Saint-Luc.
SAINT-MARTIN.	Thé Saint-Martin purgatif.	Thé purgatif.
SAINT-THOMAS.	Thé Saint-Thomas purgatif.	Thé purgatif.
SALINS DE JURA	Bain de Salins du Jura.	Bain de Salins.
SCHAFFNER.	Glycérophosphate Schaffner.	Glycérophosphate de chaux granulé.

AUTEURS	DÉNOMINATION DE LA SPÉCIALITÉ	PRÉPARATION DU FORMULAIRE
SCHAFFNER.	Iodoléine Schaffner.	Huile de foie de morue iodée.
—	Peptonate de fer, gouttes concentrées.	Peptonate de fer, gouttes concentrées
SCOTT.	Emulsion Scott à l'huile de foie de morue.	Emulsion d'huile de foie de morue.
SÉGUIN.	Vin de Gilbert Séguin.	Vin fébrifuge.
SELTZ.	Paquets pour eau de seltz.	Paquets pour eau de seltz.
SOULIGOUX.	Poudre Souligoux laxative.	Poudre laxative.
TERCINET.	Phénosalyl Tercinet.	Saliphénol. Phénosalyl.
TESSEYDRE.	Sirop Tesseydre padiatique.	Sirop de bromure de calcium.
TISY.	Elixir eupeptique de Tisy.	Elixir tridigestif.
Trouette-Perret.	Elixir de papaïne Trouette-Perret.	Elixir de papaïne.
—	Sirop de papaïne Trouette-Perret.	Sirop de papaïne.
UNNA.	Gélatine.	Gélatine de Unna.
VACHERON.	Sirop Vacheron créosoté.	Sirop de créosote.
—	Sirop Vacheron gaïacolé.	Sirop de gaïacol.
—	Sirop Vacheron au glycérophosphate.	Sirop de glycérophosphate de chaux.
VAQUIÉ.	Sirop Vaquié à la créosote soluble.	Sirop de créosote.

AUTEURS	DÉNOMINATION DE LA SPÉCIALITÉ	PRÉPARATION DU FORMULAIRE
VERNE.	Boldo Verne.	Teinture de boldo.
—	Elixir de boldo Verne.	Elixir de boldo.
VIAL.	Sirop phéniqué de Vial.	Sirop phéniqué.
—	Vin tonique reconstituant.	Vin de quinquina, phosphate de chaux et viande.
VIALA.	Capsules Arhéol-Viala.	Capsules de santalol.
VICHY.	Vichy purgatif.	Eau purgative ou double sulfate.
VILLACABRAS.	Eau purgative.	Eau purgative concentrée.
VIRGINIE.	Elixir de Virginie.	Elixir d'hamamelis.
Vital-Quentin.	Elixir Vital-Quentin.	Elixir toniphosphaté.
YVON.	Elixir Yvon polybromuré.	Elixir polybromuré.

FORMULAIRE

DES

PHARMACIENS FRANÇAIS

Acétone iodé

Iode métalloïdique..................	gr.	3
Acétone..............................	—	7

Acide phénique liquéfié

Acide phénique cristallisé très blanc.	gr.	500
Eau distillée........................	—	100

Faire dissoudre à chaud.

Cette solution se conserve très limpide et se dissout à froid dans l'eau ordinaire jusqu'à 6 °/o, ce qui permet d'obtenir, *sans addition d'alcool ou de glycérine*, une solution à 5 °/o.

Gr. 60 acide phénique liquéfié équivalent à gr. 50 acide phénique cristallisé.

Arséniate de fer soluble

Pour obtenir un gramme d'arséniate de fer, on prend :

Arséniate de sodium cristallisé (Codex).	gr.	1.60
Sulfate ferreux pur cristallisé	—	1 40
Acide citrique	—	2
Eau distillée	—	45

Dissoudre le sulfate ferreux et l'acide citrique dans gr. 30 d'eau, ajouter l'arséniate dissous dans gr. 15 d'eau. Mélanger.

5 grammes de cette solution renferment gr. 0.10 (dix centigrammes) d'arséniate ferreux :

$$\left.\begin{array}{l} As\,O^4\,Fe\,H \\ As\,O^8\,Fe^2\,H \end{array}\right\} = 196$$

Bain de Bourboule

Arséniate de sodium cristallisé.......	gr.	5
Bicarbonate de sodium.............	—	250

Pulvériser et mélanger. — Dose pour un bain.

N.-B. — Le paquet devra être revêtu de l'etiquette rouge orangé : « Usage externe ».

Bain de Kreutznach

Chlorure de sodium.................	gr.	400
— de calcium................	—	1
Sulfate de magnésium..............	—	100
Bromure de potassium.......... ...	—	4
Iodure de potassium	—	0.50
Tartrate de fer et de potassium......	—	1
Eau.................. Q. S. p.	litre	1

Dose pour un bain.

Bain de Néris

Sulfate de sodium..................	gr.	20
Chlorure de sodium.................	—	20
Bicarbonate de sodium..............	—	80

Dose pour un bain.

Bain salin aromatique

Bromure de potassium..............	gr.	1
Carbonate de calcium..............	—	1
Sulfate de sodium	—	5
Phosphate de sodium	—	8
Carbonate de sodium sec (Codex)....	—	300
Essence de lavande	—	1
— de romarin................	—	1
— de thym...................	—	1

Dose pour un bain.

Bain de Salins

Bromure de potassium	gr.	5
Iodure de potassium	—	2.50
Sulfate de sodium	—	170
Chlorure de sodium.................	—	330

Dose pour un bain de 125 à 150 litres (enfants).

Baume chloroformique

Savon animal	gr.	10
Alcool à 90°	—	60
Chloroforme	—	30

Baume opodeldoch chloroformé

Chloroforme	gr.	10
Baume opodeldoch	—	90

Baume opodeldoch ioduré

Iodure de potassium	gr.	10
Eau distillée	—	5
Baume opodeldoch	—	85

Baume opodeldoch laudanisé

Laudanum de Sydenham	gr.	10
Baume opodeldoch	—	90

Baume opodeldoch opiacé

Teinture d'opium	gr.	10
Baume opodeldoch	—	90

Baume au salicylate de méthyle et au menthol

Menthol	gr	5
Salicylate de méthyle	—	25
Lanoline	—	90

Dissoudre le menthol dans le salicylate de méthyle et incorporer à la lanoline

Conserver en tubes en étain de gr. 30.

Boro-borax

Acide borique pulvérisé	gr.	25.5
Borate de sodium pulvérisé	—	75.5

Bougies médicamenteuses

(Voir *Crayons médicamenteux*, page 125).

Bromidia

Bromure de potassium	gr.	20
Hydrate de chloral cristallisé	—	20
Extrait de jusquiame	—	0.20
— de chanvre indien	—	0.20
Glycyrrhizine	—	1
Alcool à 60°	—	2
Eau distillée	—	80

Faire dissoudre les trois premières substances dans l'eau distillée, ajouter la glycyrrhizine et enfin l'extrait de chanvre indien dissous dans l'alcool. Mélanger, laisser en contact, filtrer.

Nota. — Le bromure de potassium peut être remplacé dans cette formule par un poids égal de bromure de sodium ou d'un mélange à parties égales des trois bromures.

Carlsbad (Sel artificiel de)

(Voir *Sel de Carlsbad*).

Cérat morphiné

Chlorhydrate de morphine	gr.	0.10
Cérat blanc	—	20

Chlorhydrophosphate de calcium

$$[(PO^4)^2\ Ca\ H^4]\ [Ca\ Cl^2] = 345$$
$$(PO^5\ Cao, 2\ HO)\ CaCl = 172{,}5$$

Pour obtenir gr. 100 de chlorhydrophosphate de chaux, il faut :

Phosphate bicalcique..............	gr.	100
Acide chlorhydr. officinal (D=1,171)	—	61.50

100 grammes de chlorhydrophosphate de chaux sont constitués par :

Chlorure de calcium ($CaCl^2$)	gr.	32.17
Phosphate monocalcique anhydre..	—	67.83

lequel équivaut à : Phosphate monocalcique cristallisé, $(PO^4)^2\ Ca\ H^4 + 2\ H^2O$.................. gr. 78.26

Chloridia

Pepsine extractive (titre 50)........	gr.	7
Acide chlorhydrique pur..........	—	0.70
Chlorhydrate de cocaïne..........	—	0.15
Eau chloroformée saturée	—	100

Filtrer dans un entonnoir couvert en présence d'un peu de pierre ponce impalpable.

Chlorol vert

Solution antiseptique.

Sublimé corrosif...............	gr.	1
Chlorure de sodium............	—	1
Acide chlorhydrique............	—	1
Sulfate de cuivre..............	—	3
Eau........................	—	1000

F. S. A. une solution. Usage externe.

Chlorure de fer (proto)

$$FeCl^2\,4(H^2O) = 199$$
$$FeCl.\ 4\ (HO) = 99{,}5$$

Pour obtenir gr. 10 de protochlorure de fer $FeCl^2$, 4 (H^2O), il faut employer théoriquement :

Soluté officinal de perchlorure de fer..	gr.	20.93
Fer (Fe)............................	—	0.94

La solution au 1/3 est obtenue comme suit

Soluté officinal de perchlorure de fer (D = 1,26)........	gr.	21
Limaille de fer........	—	2
Eau distillée bouillie................	—	8

Introduire dans un petit ballon la solution de perchlorure, puis la limaille; la réaction commence d'elle-même, on l'achève en chauffant très légèrement; on ajoute alors l'eau distillée et on filtre.

Cette solution s'altérant très rapidement ne doit être préparée qu'au moment du besoin.

Chocolat purgatif

Chocolat vanillé...................	gr.	94
Résine de scammonée...	—	4
Calomel...	—	2

Diviser en pastilles de gr. 2,50 contenant chacune gr. 0,05 de calomel et gr. 0,10 de scammonée.

Chocolat vermifuge

Chocolat vanillé...................	gr.	97
Calomel...........................	—	2
Santonine.........................	—	1

Diviser en pastilles de gr. 2,50 contenant chacune gr. 0,05 de calomel et gr. 0,025 de santonine.

Coaltar saponiné

(Voir Codex : *Emulsion de coaltar*).

Collodion à l'acétone

Fulmicoton	gr.	5
Éther officinal	—	75
Acétone	—	20

Collodion ammoniacal

Collodion	gr.	3
Ammoniaque	gouttes	XL
Acide salicylique	gr.	0.30

Appliquer quelques gouttes de cette solution sur les parties piquées ou mordues par les insectes.

Collodion iodé

Iode	gr.	1
Ether	—	2
Collodion élastique	—	27

Collodion iodoformé

Iodoforme pulvérisé	gr.	1
Ether	—	2
Collodion élastique	—	27

Collodion salicylé

Acide salicylique	gr.	1
Ether	—	2
Collodion élastique	—	27

Collodion salolé

Salol	gr.	3
Ether	—	3
Collodion élastique	—	24

Collodion au sublimé

Sublimé corrosif	gr.	0.15
Ether	—	3
Collodion élastique	—	27

Crayons d'huile de croton

	à 20 0/0	à 50 0/0
Beurre de cacao	gr. 40	gr. 10
Cire blanche	— 40	— 40
Huile de croton	— 20	— 50

Crayons médicamenteux

Crayons à l'iodoforme.

Iodoforme		gr. 1.25
Sucre de lait		— 5.25
Gomme arabique		— 1.50
Glycérine	gr. 15	Q. S.
Miel	— 10	

Diviser en 10 crayons de 45 millimètres de longueur ou en 5 bougies de 15 centimètres.

Sécher à l'étuve et enduire par trempage avec la dissolution suivante :

Glycérine	gr. 8
Grenétine	— 20
Sucre	— 6
Eau	— 56

Dessécher à l'étuve modérément chauffée.

Préparer de même les crayons médicamenteux avec les autres substances, ainsi que les bougies médicamenteuses.

Désinfectant Saint-Luc

Chlorure de zinc du commerce	gr. 350
Sulfate de zinc —	— 350
Eau	Q. S.

Pour obtenir 1 litre de produit filtré.

Eau d'Alibour

Sulfate de zinc	gr.	35
Sulfate de cuivre................	—	10
Camphre	—	5
Safran	—	2
Eau.................. Q. S. p.	cc.	1000

Laisser en contact quinze jours et filtrer.
Usage externe.

Eau chloroformée

Chloroforme pur anesthésique....	gr.	10
Eau distillée............ Q. S. p.	cc.	1000

Diviser le chloroforme par une vive agitation dans gr. 900 d'eau environ, compléter, agiter de nouveau et laisser reposer.

Conserver dans des flacons pleins.

Cette solution renferme environ gr. 0.90 de chloroforme pour gr. 100.

Eau de Cologne pour frictions

Essence de bergamote.	gr.	2
— de citron	—	2
— de cédrat..................	—	2
— de romarin..................	—	2
— de lavande	—	2
— de thym....................	—	1
Teinture de benjoin de Siam..	—	10
Alcool à 90°	—	700
Eau distillée. Q. S. pour compléter.	litre	1

Eau de goudron

PREMIÈRE FORMULE

Goudron pulvérulent...........	gr.	10
Eau froide........................	litre	1

Faire macérer 24 heures en agitant de temps en temps. Filtrer.

DEUXIÈME FORMULE

Liqueur de goudron (non alcaline)..	gr.	30
Eau froide .... Q. S. p.	litre	1

Mélanger.

EAUX MINÉRALES ARTIFICIELLES

Eau alcaline gazeuse

Bicarbonate de sodium............	gr.	4
Chlorure de sodium..................	—	0.10
Sulfate de magnésium...............	—	0.10
— de sodium........................	—	0.10
Tartrate de potassium et de fer......	—	0.01
Eau gazeuse (1)............ Q. S. p.	litre	1

(1) L'eau gazeuse peut être remplacée par : Eau 500, eau de seltz Q S. pour compléter 1 litre.

Eau ferrugineuse

Bitartrate de potassium	gr.	0.50
Carbonate de sodium cristallisé .. .	—	0.50
Chlorure de sodium....	—	0.15
Sulfate ferreux pur	—	0.15
Eau gazeuse. .... Q. S. p.	litre	1

Eaux purgatives

Nº 1 au sulfate de magnésium :

Sulfate de magnésium	gr.	50
Chlorure de sodium	—	5
Eau gazeuse .... Q. S. p.	litre	1

Nº 2 au sulfate de sodium :

Sulfate de sodium	gr.	50
Eau gazeuse .... Q. S. p.	litre	1

Nº 3 au double sulfate (formule Vichy purgatif) :

Sulfate de magnésium..	gr.	80
— de sodium..................	—	60
Bicarbonate de sodium.............	—	6
Eau gazeuse.............. Q. S. p.	litre	1

Nº 4 concentrée :

Sulfate de sodium......	gr.	100
— de magnésium	—	3
Chlorure de sodium...............	—	4
Eau gazeuse............ Q. S. p.	litre	1

Eau sulfureuse

Monosulfure de sodium............	gr.	0.08
Sulfate de sodium....	—	0.12
Chlorure de sodium...............	—	0.12
Eau distillée bouillie...... Q. S. p.	litre	1

Voir : *Poudre sulfureuse. — Solution pour eau sulfureuse.*

Eau naphtolée

Naphtol *b*.........................	gr.	0.50
Eau bouillante........... Q. S. p.	litre	1

Faire dissoudre à chaud, laisser refroidir, filtrer.

Eau quadruple

Sulfate de zinc.....................	gr.	4
Chlorure de sodium...............	—	16
Goudron.............	—	0.50
Aloès	—	0.50
Eau bouillante........... Q. S. p.	litre	1

Eau de quinine

Pour les soins de la chevelure.

Teinture de quillaya..............	gr.	20
Sulfate de quinine................	—	1
Alcool à 60°.......................	—	160
Eau de Cologne...................	—	20
Teinture de cochenille............	—	2

Elixir à l'acide nucléinique

Acide nucléinique	gr.	3.30
Phosphate de sodium	—	3.30
Eau distillée	—	15

Faire dissoudre à chaud, puis mélanger avec :

Alcool à 90°	gr.	120
Vanilline	—	0.50
Sirop de fleurs d'oranger	—	400
Eau distillée Q. S. p.	cc.	1000

Colorer avec Q. S. de caramel.

Cet élixir peut être additionné d'arrhénal à la dose de gr. 1.30 par litre et constitue alors l'élixir à l'histogénol.

Elixir d'antipyrine

Antipyrine	gr.	50
Sirop d'écorces d'oranges amères	—	500
Cognac	—	250
Alcoolature d'oranges douces	—	5
Eau distillée	—	195

Elixir de boldo

Extrait fluide de boldo	gr.	30
Alcool à 60°	—	120
Vin de Malaga blanc	—	500
Sirop de sucre	—	350
Eau Q. S. p.	litre	1

Elixir de bourdaine

(Voir *Elixir au rhamnus frangula*).

Elixir de bromoforme simple

Bromoforme	gr.	2
Alcool à 90°	—	30
Eau distillée	—	5
Sirop de fleurs d'oranger . Q. S. p.	cc.	100

Elixir de cascara

Extrait fluide de cascara	gr.	50
Alcool à 60°	—	120
Vin de Malaga blanc	—	500
Sirop de sucre	—	350
Eau Q. S. p.	litre	1

Elixir chlorhydropepsique composé

Vin de coca au grenache	gr.	300
Vin de quinquina au grenache	—	350
Pepsine extractive (Codex, titre 50)	—	20
Eau distillée	—	40
Sucre	—	250
Cannelle concassée	—	1
Acide chlorhydrique	—	6
Vin de grenache Q. S. p.	litre	1

Laisser en contact plusieurs jours et filtrer.

Elixir chlorhydropepsique simple

Pepsine extractive (Codex, titre 50)...	gr.	20
Acide chlorhydrique................	—	6
Sirop de sucre........	—	400
Vin de Malaga blanc....... Q S. p.	litre	1

Elixir de chlorure de fer (proto)

Solution de protochlorure de fer au 1/3.	gr.	20
Acide citrique.................. ..	—	2
Alcoolat de Garus......	—	100
Alcool à 60°..................	—	150
Sucre vanilliné au 1/20................	—	1
Sirop de sucre...	—	500
Eau distillée .... Q. S. p.	litre	1

Elixir de coca

Extrait fluide de coca	gr.	50
Alcool à 60°.................	—	120
Vin de Malaga blanc..............	—	500
Sirop de sucre	—	350
Eau distillée............ Q. S. p.	litre	1

Elixir de condurango

Mêmes doses que l'élixir de boldo.

Elixir d'hamamelis

Extrait fluide d'hamamelis........	gr.	30
Élixir de Garus....................	—	750
Eau distillée.......... Q. S. p.	litre	1

Elixir d'hémoglobine

Oxy-hémoglobine liquide 50 °/₀....	gr.	120
Alcoolat de Garus.................	—	100
Alcool à 60°......................	—	150
Sucre vanilliné au 1/20............	—	1
Sirop de sucre....................	—	500
Eau distillée............ Q. S. p.	litre	1

Elixir d'iodure de fer (proto)

Solution d'iodure de fer au 1/3.....	gr.	20
Acide citrique.....................	—	2
Alcoolat de Garus..................	—	100
Alcool à 60°.......................	—	150
Sucre vanilliné au 1/20............	—	1
Sirop de sucre.....................	—	500
Eau distillée........... Q. S. p.	litre	1

Elixir de Jaborandi

Mêmes doses que l'élixir de boldo.

Elixir de kola

Extrait fluide de noix de kola	gr.	50
Glycérine pure à 30°	—	60
Alcool à 90°	—	60
Vin de Malaga blanc	—	500
Sirop de sucre	—	200
Teinture de vanille	—	10
Eau distillée .... Q. S. p.	litre	1

Elixir de pancréatine

Pancréatine (Codex, titre 50)	gr.	20
Eau distillée	—	100
Sirop de sucre	—	400
Alcool à 80°	—	80
Vin de Malaga blanc .... Q. S. p.	litre	1

Elixir de papaïne

Papaïne extractive	gr.	10
Eau distillée	—	100
Sirop de sucre	—	400
Alcool à 80°	—	80
Vin de Malaga blanc .... Q. S. p.	litre	1

Elixir de pepsine

Pepsine extractive (Codex, titre 50).	gr.	20
Eau distillée	—	100
Sirop de sucre	—	400
Alcool à 80°	—	80
Vin de Malaga blanc ..... Q. S. p.	litre	1

Elixir de pepsine et pancréatine cocaïné

Pepsine extractive (Codex, titre 50).	gr.	25
Pancréatine (Codex)........	—	25
Chlorhydrate de cocaïne..........	—	1
Eau distillée..............	—	60
Sirop de sucre	—	400
Alcool à 80°....................	—	80
Vin de Malaga blanc..... Q. S. p.	litre	1

Elixir de peptonate de fer

Peptonate de fer (gouttes concentrées)..	gr.	60
Alcoolat de Garus....................	—	100
Alcool à 60°.........................	—	150
Sucre vanilliné au 1/50...............	—	2
Sirop de sucre................	—	500
Eau distillée................ Q. S. p.	litre	1

Elixir de peptone

Peptone sèche de viande...........	gr.	50
Sirop de sucre	—	350
Alcool à 80°......................	—	100
Vin de Malaga blanc.. . Q. S. p.	litre	1

Elixir polybromuré

Bromure de potassium	gr.	80
— de sodium	—	40
— d'ammonium	—	20
Alcool à 90°	—	140
Teinture de gentiane	—	5
Sirop d'écorces d'oranges amères	—	200
Infusion de follicules de séné (gr. 40). Q. S. p.	litre	1

Elixir au rhamnus frangula

Ext. fluide de bourdaine (rhamnus frangula)	gr.	200
Elixir de Garus	—	500
Sirop d'écorces d'oranges amères. Q. S. p.	cc.	1000

Elixir de salicylate de sodium

Salicylate de soude	gr.	100
Sirop d'écorces d'oranges amères	—	500
Cognac	—	250
Alcoolature d'oranges douces	—	5
Extrait d'opium	—	0.60
Eau distillée	—	145

Elixir de terpine

Terpine pulv.	gr.	6
Alcool à 90°	—	100
Cognac vieux	—	550
Sirop de tolu	—	300
Eau de laurier-cerise	—	44

Faire dissoudre la terpine dans le cognac et l'alcool et ajouter à la dissolution le sirop de tolu préalablement mélangé avec l'eau de laurier-cerise. Laisser en contact et filtrer.

Elixir de terpine et coca

Terpine pulv.	gr.	6
Alcool à 90°	—	300
Glycérine pure à 30°	—	100
Sirop de sucre	—	100
Elixir de coca	—	500

Faire dissoudre la terpine dans l'alcool, ajouter la glycérine, puis le sirop et l'élixir. Mélanger, laisser reposer et filtrer.

Elixir tri-digestif

(*Pepsine, diastase, pancréatine*).

Pepsine extractive (Codex titre 50)	gr.	20
Diastase pure (Codex titre 50)	—	5
Pancréatine (Codex titre 50)	—	20
Eau distillée	—	100
Sirop simple	—	400
Alcool à 80°	—	60
Vin de Malaga blanc .... Q. S. p.	litre	1

Elixir toni-phosphaté

Phosphate monocalcique cristallisé.	gr.	10
Extrait de feuilles de noyer.	—	10
Sirop de sucre....................	—	50
Vin de colombo au Malaga.........	—	250
Vin de coca au Malaga.. Q. S. p.	litre	1

Faire dissoudre le phosphate dans les vins, ajouter l'extrait dissous dans le sirop de sucre, mélanger, laisser reposer et filtrer.

Emulsion de coaltar saponiné

(Voir Codex, *Emulsion de coaltar*).

Emulsion d'huile de foie de morue

Huile de foie de morue blanche	gr.	300
Glycérine pure à 30°..............	—	250
Gomme adragante pulv.............	—	10
— arabique pulv..........	—	60
Eau de laurier-cerise..........	—	60
Hypophosphite de calcium	—	5
— de sodium....... ..	—	5
Eau distillée............. Q. S. p.	cc.	1000

Mélanger au mortier la gomme et la glycérine, ajouter l'huile par petites parties, puis la solution des hypophosphites dans les eaux distillées battre énergiquement.

Emulsion d'huile de foie de morue

Formule Vigier modifiée.

Huile de foie de morue blanche....	gr.	300
Glycérine pure 30° .... }		
Sirop de tolu .... }	ââ —	130
Eau de fleurs d'oranger...........	—	90
Fucus crispus.....................	—	10
Hypophosphite de calcium	—	8.50
Eau distillée........... Q. S. p.	cc.	1000
Essence d'amandes amères........	gouttes	XII

Mettre dans un flacon d'un volume supérieur d'un tiers à celui des substances employées : l'huile, le sirop, la glycérine, l'eau de fleurs d'oranger et l'essence.

D'autre part, faire bouillir le fucus dans l'eau (environ cc 450) pendant 20 minutes de manière à obtenir gr. 400 de décocté ; passer avec expression à travers une toile ; évaporer au B. M. jusqu'à gr. 350. Verser bouillant sur les autres substances.

Agiter pendant 5 minutes, puis de temps en temps jusqu'à refroidissement.

On peut remplacer l'hypophosphite de calcium par un ou plusieurs autres produits médicamenteux.

Emulsion de trional

Trional.............................	gr. 2
Looch huileux du Codex.............	n° 1

Dissoudre préalablement le trional dans l'huile d'amandes douces et opérer suivant le Codex.

Ergot de seigle (Liqueur titrée d')

Ergotine Yvon.

Seigle ergoté broyé au moulin..... gr. 200

Mouiller le seigle avec son poids de sulfure de carbone, laisser en contact pendant 12 heures, verser le tout dans un appareil à déplacement et lessiver avec 1/2 litre de sulfure de carbone. Passer un peu d'éther pour chasser le sulfure. Faire sécher l'ergot à l'abri de la lumière.

Mélanger la poudre avec gr. 250 de la solution suivante :

Acide tartrique..................	gr.	4
Eau distillée.....................	—	1.000

Laisser macérer 12 heures, verser dans l'appareil à déplacement et lessiver avec le reste de l'eau acidulée.

Faire bouillir la colature pendant quelques minutes pour coaguler les matières albuminoïdes. Après refroidissement, faire digérer pendant un quart d'heure avec un excès de carbonate de calcium précipité.

Filtrer et évaporer jusqu'à ce qu'on ait obtenu un poids de gr. 60. Mélanger avec :

Alcool à 90°.....................	gr.	200

Laisser reposer 12 heures.

Filtrer, évaporer en consistance sirupeuse et ajouter :

Acide salicylique................	gr.	0.30
Eau de laurier-cerise.............	—	40
Eau distillée............. Q. S. p.	—	200

Laisser reposer 12 heures, filtrer et diviser en petits flacons.

Ce liquide correspond à son poids d'ergot de seigle.

(*Journal de pharmacie*, 1877).

Ether iodoformé

Iodoforme	gr.	1
Ether à 65°	—	9

Faire dissoudre et filtrer.

Extraits fluides

Formule de la pharmacopée américaine.

Plante médicamenteuse	gr.	100
Glycérine pure à 30°	—	20
Alcool à 60°	Q. S.	

Concasser finement la plante et l'humecter avec Q. S. de glycérine et d'alcool à 60°.

La tasser ensuite aussi fortement que possible dans un appareil à déplacement et abandonner le produit à lui-même pendant 12 heures. Verser alors lentement à la surface gr. 40 d'alcool à 60° et prolonger le contact pendant 12 heures. Au bout de ce temps, laisser l'écoulement se faire lentement et continuer à lixivier avec l'alcool à 60° jusqu'à ce qu'on ait obtenu gr. 80 de colature qui sera mise en réserve.

A ce moment changer de récipient et continuer la lixiviation avec de nouvel alcool à 60° jusqu'à épuisement.

Cette dernière colature est distillée ou évaporée au bain-marie jusqu'à consistance d'extrait mou. Redissoudre ce dernier dans Q. S. d'alcool à 60° pour obtenir gr. 20, et mélanger cette solution avec les gr. 80 de la première colature mise en réserve.

Laisser reposer quelques jours et filtrer.

Les extraits fluides ainsi obtenus représentent exactement leur poids de plante.

Ces préparations sont très actives et mériteraient d'être plus employées dans la thérapeutique.

Farine nutritive

Sucre pulvérisé	gr.	715
Cacao	—	250
Phosphate bicalcique	—	15
Glycérophosphate de calcium	—	15
Farine de maïs	—	150
— de lentilles	—	150
— d'avoine	—	150
Vanilline	—	5

Dissoudre la vanilline dans Q. S. d'alcool; mêler cette dissolution au sucre pulv., laisser sécher jusqu'à disparition de l'alcool. — Mêler.

Formaline à la teinture d'eucalyptus

Formol (à 40 %)	gr.	25
Teinture d'eucalyptus	—	5
Alcool à 80°....... Q. S. pour faire	—	200

Chaque cuillerée à café correspond à gr. 0.25 de formol. La solution a une odeur agréable. — Usage externe.

Gélatine de Unna

Oxyde de zinc	gr.	10
Gélatine pure (Grenétine)	—	35
Eau distillée	—	35
Glycérine	—	20

Laisser en contact la gélatine et l'eau jusqu'à hydratation ajouter la glycérine, chauffer au bain-marie, jusqu'à dissolution, incorporer l'oxyde de zinc.

On peut incorporer à cette *gélatine* les antiseptiques suivants : Salol 5 % ou acide phénique 1 à 2 %.

Glycérine solidifiée

Gélatine blanche (grenétine)........	gr.	14
Eau...........................	—	20
Glycérine à 30°.....................	—	66

Laisser en contact la gélatine et l'eau jusqu'à hydratation, ajouter la glycérine et chauffer à feu nu en agitant constamment jusqu'à solution complète. Ne pas dépasser la température de 80°.

Voir : *Ovules, suppositoires*.

Glycéro-alcoolé (Petit)

Glycérine (D = 1,250).............	cc.	333
Eau distillée.....................	—	157
Alcool à 95°.......................	Q. S.	
	pour un litre à 15°	

Au moment du mélange, il y a contraction et élévation de température.

1 centimètre cube pèse gr. 1 et correspond exactement à cinquante gouttes (ce qui permet de donner des doses de 1/50 de milligramme).

Ce liquide dissout les alcaloïdes et leurs sels, les glucosides et en particulier la digitaline cristallisée.

Glycérophosphates

Le glycérophosphate de *calcium* est à peu près insoluble dans les vins, les élixirs, le sirop d'écorces d'oranges amères.

Il se forme dans ces préparations un précipité *insoluble* provenant soit de la dissociation du glycérophosphate de calcium, soit de la double décomposition avec les sels contenus dans les liquides employés.

Les glycérophosphates de *sodium* et de *potassium* n'échappent point à ces incompatibilités ; s'il ne se forme pas de précipité, c'est qu'ils donnent naissance à de nouveaux sels alcalins solubles.

On ne doit donc pas oublier dans la thérapeutique que ces sels sont très instables et facilement dissociables. On ne devrait les employer qu'en nature (poudre, cachets, granulés) ou en solution dans l'eau distillée, l'eau de seltz, le sirop simple ou mieux encore dans la glycérine, mais on devrait éviter la forme de vins, élixirs et sirops composés.

Voir : *Sirop de glycérophosphate.*
Solution de glycérophosphate.
Vin de glycérophosphate.

Glycophénique

Acide phénique chimiquement pur.	gr.	100
Glycérine pure à 30°	—	400
Eau distillée	—	500

Glycorhum créosoté

Créosote de hêtre	gr.	10
Glycérine pure	—	600
Rhum	—	400

Goudron pulvérulent

Goudron de Norvège	P. E.
Sciure de bois de sapin tamisée et dépoudrée	P. E.

Mêler au mortier — Gr. 10 par litre d'eau.

Gouttes blanches de Gallard

Chlorhydrate de morphine	gr.	0.20
Eau de laurier-cerise	—	10

Grains de santé

Aloès	gr.	10
Jalap	—	10
Rhubarbe	—	2.50
Excipient	Q.	S.

Diviser en pilules de gr. 0.10 argentées.

Granules antimoniaux

Arséniate d'antimoine.............	gr.	0.10
Farine de blé	—	0.40
Amidon pulv	—	0.10
Gomme arabique pulv	—	0.30
Guimauve pulv	—	0.30
Miel fin	—	1
Sirop de sucre	Q.	S.

Pour 100 granules argentées.

Granules de méthylarsinate de sodium

1°	Méthylarsinate de sodium...........	gr.	2
	Gomme arabique pulv...............	—	0.50
	Lactose..............................	—	4.50
	Glycérine..........................	—	0.10
	Eau..................................	Q.	S.

Pour 100 granules de deux centigrammes.

2°	Méthylarsinate de sodium...........	gr.	5
	Gomme arabique pulv	—	0.50
	Lactose	—	4.50
	Glycérine..........................	—	0.10
	Eau..................................	Q.	S.

Pour 100 granules de cinq centigrammes.

Granulés

Les granulés de *coca*, *condurango*, *glycérophosphates*, *polyglycérophosphates* et *kola* sont dosés à gr. 0.25 par gr. 5

Les granulés de *benzonaphtol*, de *charbon* (simple, napthole ou benzonaphtolé) sont dosés à gr. 0.50 par gr. 5.

Hamamelis virginica

Pour les préparations, employer P. E. de feuilles et d'écorces.

Huile de foie de morue gaïacolée

Gaïacol cristallisé..................	gr.	10
Huile de foie de morue blonde.....	—	990

Huile de foie de morue iodée

Huile de foie de morue brune.......	litre	1
Teinture d'iode....................	gr.	17

Chauffer au B.-M. à combinaison complète et expulsion de l'alcool et ajouter :

Essence de moutarde..............	gouttes	XV

Huile de foie de morue phéniquée

Acide phénique chimiquement pur..	gr.	3.50
Huile de foie de morue blonde......	—	996.50

Faire dissoudre l'acide phénique dans l'huile à une douce chaleur.

Huile de foie de morue phosphorée

Phosphore blanc.....................	gr.	0.10
Huile de foie de morue........... ..	litre	1

Opérer comme pour l'huile phosphorée du Codex, moins l'addition d'éther.

Huile gaïacolée

Gaïacol cristallisé.................. gr. 1
Huile d'olives stérilisée .... — 9

Huile gaïacolée iodoformée

Gaïacol cristallisé.................. gr. 5
Iodoforme .... — 1
Huile d'olives stérilisée .... — 94

Huile grise

Mercure métallique .... gr. 19
Ong. mercuriel double................ — 2

Triturer à extinction du mercure dans un mortier flambé à l'alcool et ajouter :

Vaseline blanche..................... gr. 40
— liquide............................ — 39

Conserver en flacons à l'émeri à large goulot, préalablement lavés à l'alcool, puis desséchés.

Cette huile renferme 20 % de mercure.

Huile iodoformée

Iodoforme .... gr. 5
Huile d'olives stérilisée............ — 95

Huile d'iodure (bi) de mercure

Bi-iodure de mercure	gr.	0.40
Huile d'olives stérilisée	—	100

Faire dissoudre le bi-iodure dans Q. S. d'éther alcoolisé (20 gr. environ) ajouter l'huile et chauffer au B.-M. jusqu'à disparition complète du dissolvant. — La solution doit rester limpide après refroidissement.

L'huile au bi-iodure peut être rendue indolore par l'adjonction de 1 °/₀ de gaïacol synthétique pur.

Huile mentholée

Menthol..........	gr.	2
Huile d'amandes douces	—	98

Huile morphinée

Morphine pure (alcaloïde)..........	gr.	1
Acide oléique pur.................	—	2
Huile d'olives.....................	—	97

Pulvériser la morphine, y ajouter l'acide oléique puis une partie de l'huile. Faire chauffer légèrement dans une capsule de porcelaine jusqu'à dissolution, et incorporer au reste de l'huile.

L'huile ainsi préparée renferme le **centième** de son poids de morphine. C'est un médicament véritablement actif la morphine s'y trouvant à l'état de complète dissolution est beaucoup plus facilement absorbable par les pores de la peau.

Huile d'olives stérilisée

Huile d'olives pure.................... Q. V.

Introduire l'huile dans un ballon de verre bouché avec un tampon d'ouate non hydrophile et la faire chauffer soit au bain d'huile, soit au bain de sable, soit à l'étuve à une température de 120°, et la maintenir pendant 20 minutes à cette température. Laisser refroidir.

On obtient **l'huile stérilisée lavée à l'alcool** en agitant l'huile stérilisée obtenue ci-dessus avec un égal volume d'alcool à 95°. On laisse reposer et on sépare par décantation.

On chauffe *au bain-marie* dans une capsule pour chasser les traces d'alcool entraîné.

Huile phéniquée

Acide phénique pur cristallisé...... gr. 4
Huile d'amandes douces............ — 96

Cette huile à 1/25 s'emploie pour pansements.

L'huile phéniquée au 1/10 est réservée à l'usage chirurgical.

Iodure de fer (proto)

$$Fe\,I^2 = 310$$
$$Fe\,I = 155$$

Pour obtenir 10 grammes d'iodure ferreux, il faut :

Iode sublimé.......................... gr. 8.20
Limaille de fer........................ — 1.82

La solution au 1/3 s'obtient avec :

Iode sublimé	gr.	8.20
Limaille de fer........................	—	4
Eau distillée	—	20

Le produit filtré renferme le tiers de son poids d'iodure ferreux ($Fe I^2$).

Cette solution s'altérant rapidement au contact de l'air, il est bon de ne la préparer qu'au moment du besoin.

Voir : *Elixir d'iodure de fer.*

Lactophosphate de calcium

Pour obtenir 100 grammes de lactophosphate de calcium il faut :

Phosphate bicalcique pur............	gr.	54
Acide lactique officinal (D = 1,215) environ........................	—	82

Voir : *Sirop, Solution, Vin.*

Lactophosphate de calcium sec

100 grammes de lactophosphate de calcium sec sont obtenus par le mélange suivant :

Lactate de calcium neutre et sec.....	gr.	66
Phosphate monocalcique cristallisé...	—	60

Pulvériser et mélanger.

Lavement au trional

Huile d'amandes douces..... gr. 10 à	gr.	20
Trional.................. centigr. 50 à	—	1
Jaune d'œuf........................	N°	1
Eau................................	gr.	150

Liqueur de goudron (alcaline)

Goudron végétal..................	gr.	25
Carbonate de sodium pur et sec....	—	25
Eau.................... Q. S. p.	cc.	1.000

Faire digérer 12 heures au bain-marie en agitant fréquemment, laisser refroidir et filtrer (avec talc si besoin).

Le carbonate de sodium peut être remplacé par gr. 40 de bi-carbonate de sodium.

Liqueur de goudron (non alcaline)

Goudron végétal..................	gr.	30
Sciure de bois de sapin...........	—	30
Glycérine à 30°..................	—	30
Eau bouillante	—	1.000

Diviser le goudron dans la sciure de bois, verser sur ce mélange gr. 1,000 d'eau bouillante, laisser infuser 12 heures. Jeter le tout sur un filtre de papier et laisser égoutter. Ajouter au liquide obtenu la glycérine et laver le résidu sur le filtre avec Q. S. d'eau pour compléter cc. 1,000.

15 grammes (une cuillerée à bouche) représentent sensiblement les produits solubles de gr. 0.50 de goudron.

Liqueur de Grasset

Arséniate de sodium.....................	gr.	0.20
Extrait de quinquina...............	—	12
Glycérine neutre......................	—	100
Sirop d'écorces d'oranges amères. Q. S. p.	litre	1

Liquides pour piles

N° 1. — Pour piles Chardin :

Bichromate de sodium	gr.	150
Acide sulfurique	—	200
Acide chlorhydrique	—	50
Eau	—	1.000

N° 2. — Pour piles à galvano-cautères :

Bichromate de sodium	gr.	250
Acide sulfurique	—	300
Eau	—	1.000

N° 3. — Pour piles Gaiffe :

Bisulfate de mercure	gr.	150
Acide sulfurique	—	90
Eau	—	900

Triturer le bisulfate avec l'acide, ajouter l'eau, décanter.

Manganate antidiabétique

Arséniate de sodium	gr.	0.25
Permanganate de potassium	—	5
Eau distillée	—	95

Mellite de dentition

Chlorhydrate de cocaïne	gr.	0.50
Safran pulvérisé	—	2.50
Acide salicylique	—	1
Miel blanc	—	100

Mentho-phénol

Phénol absolu	gr. 2.50
Menthol	— 7.50

Faire fondre ensemble.

Microcidine

(*Naphtolate de sodium*).

Naphtol B	gr. 10
Soude caustique liquide au 1/3	— 15
Eau distillée	— 15

Dans une capsule verser la soude liquide et l'eau, ajouter le naphtol et faire dissoudre à chaud. La dissolution s'opère rapidement. Faire évaporer à l'étuve, à l'abri de la lumière, en couvrant la capsule avec du papier à filtrer.

La poudre ainsi obtenue est presque blanche, soluble dans l'eau (1 partie dans 3 parties d'eau). Les solutions concentrées sont un peu brunes, les solutions faibles (3 pour 1,000) sont incolores.

La microcidine possède un pouvoir antiseptique très grand ; sa toxicité est très faible.

Migrainine

(*Antimigraine*).

Antipyrine	gr. 9
Caféine	— 0.90
Acide citrique	— 0.10

Mêler et diviser en 10 cachets.

Naphtol camphré

Naphtol B	partie	1
Camphre pulvérisé	—	2

Triturer les deux substances jusqu'à liquéfaction.

Oléate de morphine

(Voir *Huile morphinée*).

Ovules à la glycérine solidifiée

Glycérine solidifiée.......................... Q. S.

Faire dissoudre la masse au bain-marie et couler dans des moules légèrement vaselinés.

Ovules médicamenteux

Faire dissoudre dans la glycérine solidifiée les substances solubles dans la glycérine, incorporer par simple mélange les substances insolubles et couler dans les moules.

DOSES PAR OVULE DES SUBSTANCES MÉDICAMENTEUSES

Acide borique............	gr. 1 à	gr. 1.50
— phénique.......................		— 0.25
— tannique (voir *plus loin*)......		— 0.50
— thymique.........................		— 0.25
Alun.....................................		— 0.50
Antipyrine		— 0.50

Aristol	gr.	0.50
Atropine	—	0.01
Bismuth (S. Nitrate)	—	0.50
Borate de sodium gr. 1 à	—	2
Bromure de potassium	—	0.50
Belladone (extrait)	—	0.05
Camphre	—	1
Cocaïne (Chl.) gr. 0.05 à	—	0.10
Collargol	—	0.05
Chloral crist	—	0 25
Chlorure de zinc	—	0.25
Créoline	—	0.25
Créosote	—	0.50
Di-iodoforme	—	1
Ergotine	—	0.50
Eucalyptol	—	0.25
Exalgine	—	0.50
Ichthyol	—	0.50
Iodol	—	0.50
Iodoforme gr. 0.50 à	—	1
Iodure de plomb	—	0.50
— potassium	—	0 10
Jusquiame (extrait)	—	0.05
Microcidine	—	0.10
Morphine (Chl.) gr. 0.01 à	—	0.05
Naphtol	—	0.50
Oxyde de zinc	—	0.50
Opium (extrait)	—	0.05
Perchlorure de fer	—	0.05
Quinine (sels de)	—	0.50
Ratanhia (extrait)	—	0.50
Résorcine gr. 0.50 à	—	1
Rétinol gr. 0.50 à	—	1
Salol	—	0.50
Sublimé gr. 0.01 à	—	0.03
Sulfate de zinc	—	0.25
Talc	—	1
Thyol	—	0.50
Traumatol	—	0.50

Ovules au tannin

Glycérine solidifiée	gr.	95
— à 30°	—	10
Tannin	—	3

Dissoudre à chaud le tannin dans la glycérine, ajouter la masse fondue. Donner un petit coup de feu (à feu nu) jusqu'à éclaircissement de la masse à couler. L'ovule doit rester limpide après refroidissement. S'il se trouble, c'est que la masse contient encore un peu d'eau et, dans ce cas, il faut chauffer de nouveau quelques instants.

Oxymel diurétique de Beaujon (Gubler)

Teinture alcoolique de digitale	gr.	10
Ergotine	—	10
Acide gallique	—	5
Bromure de potassium	—	30
Eau de laurier-cerise	—	30
Oxymel scillitique	—	515
Sirop de cerises	—	400

Paquets pour eau de Seltz

		Appareil L'Hôte	Appareil Henry	Appareil Briet ou Fèvre 2 bout.	Appareil Briet ou Fèvre 3 bout.	Pour un litre
pour une DOSE	Bicarbonate de soude. (papier bleu).	11 gr.	16 gr.	22 gr.	33 gr.	5 gr.
	Acide tartrique..... (papier blanc).	9 gr.	14 gr.	18 gr.	27 gr.	4 gr.

Pastilles d'eucalyptus au menthol (Vée)

Gomme arabique	gr.	600
Sucre cristallisé	—	400
Menthol	—	1
Eucalyptol	—	1
Alcool à 90°	—	2.50

Colorer en vert et couler sous forme de pastilles de gomme.

Pastilles de goudron composées

1° Digesté de tolu	gr.	40
Eau de laurier-cerise	—	20
Goudron pulvérulent	—	20

Laisser en contact 48 heures et retirer par expression et filtration, gr. 30 de liquide.

2° Codéine	gr.	1
Extrait d'opium	—	1
Suc de réglisse pur	—	15
Gomme adragante pulvérisée	—	5
Sucre pulvérisé	—	480

Faire dissoudre l'extrait d'opium et le suc de réglisse dans le liquide aromatique ; incorporer la gomme adragante préalablement mélangée avec 5 fois son poids de sucre.

Ajouter la codéine également divisée dans gr. 100 de sucre, puis le reste du sucre.

Faire des pastilles du poids de gr. 0,50 qui contiendront chacune 0,001 codéine et 0,001 extrait d'opium.

Pastilles borochloratées et cocaïnées

Borate de sodium....................	gr.	50
Chlorate de potassium..................	—	50
Cocaïne (chlorhydrate)..............	—	2
Sucre pulvérisé.....................	—	900
Mucilage de gomme adragante, 100 gr. { Gomme adragante.....	—	10
Eau de laurier-cerise.	—	90

Chaque pastille renferme gr. 0,05 borate de sodium, gr. 0,005 chlorate de potassium et gr. 0,002 (deux milligr.) chlorhydrate de cocaïne.

Pellétiérine

Sulfate de pellétiérine.	gr.	0.40
Tannin pur..................	—	1.50
Eau distillée..................	—	10
Alcoolature de citrons.........	gouttes	XX
Sirop simple......... Q. S. p.	cc.	30

Peptonate de fer

(*Gouttes concentrées*)

On fait dissoudre gr. 5 de peptone sèche dans gr. 30 d'eau distillée ; on ajoute gr. 25 de glycérine neutre à 30°, puis peu à peu en agitant gr. 12 de perchlorure de fer liquide (solution officinale) ; on verse avec précaution de l'ammoniaque jusqu'à formation d'un précipité floconneux (environ gr. 4 d'ammoniaque pure officinale) qu'on redissout entièrement par une nouvelle addition d'ammoniaque (environ gr. 3). On ajoute goutte à goutte une solution à P. E. d'acide citrique jusqu'à réaction *très légèrement* acide. On complète gr. 100 avec de l'eau distillée.

Gr. 1 (XXV gouttes) correspond à 0,01 de fer métallique.

Phénosalyl

Acide phénique cristallisé		gr.	60
— lactique		—	5
— salicylique		—	5
Borate de sodium		—	8
Menthol		—	0.10
Thymol		—	0 10
Eucalyptol		—	0.10
Glycérine à 30°		—	20
Eau	Q. S. p.	cc.	100

Faire dissoudre à chaud le borax dans la glycérine, ajouter les acides en maintenant à une douce chaleur. Après solution complète, laisser refroidir et ajouter les corps volatils.

Phosphate d'ammonium

$$\left.\begin{array}{l} PO^4H\ (AzH^4)^2 + H^2\ O \\ PO^8H\ (AzH^4)^2 + H^2\ O^2 \end{array}\right\} = 150$$

Pour obtenir gr. 100 phosphate d'ammonium cristallisé, il faut :

Acide phosphorique officinal (D = 1,35)	gr.	140
Ammoniaque officinale (D = 0,925). Q.S. environ	—	46

jusqu'à ce que la dissolution ne rougisse plus le papier de tournesol.

Voir *Sirop*.

PHOSPHATES DE CALCIUM

Phosphate bicalcique

Phosphate neutre de calcium.

$$\left.\begin{array}{l} PO^4\ CaH,\ 2\ (H^2O) \\ PO^5,\ HO.\ 2\ (CaO) + 4\ Aq \end{array}\right\} = 172$$

Le phosphate bicalcique présente un intérêt trop considérable pour que nous n'en disions pas quelques mots. Il entre, en effet, dans un très grand nombre de préparations pharmaceutiques, tant officinales que magistrales.

Le Codex (1884) l'a représenté par la formule suivante :

$$\begin{array}{r} (PO^4)^2\ Ca^2\ H^2 = 272 \\ PO^5,2\ (CaO)\ HO = 136 \end{array}$$

Cette formule est *erronée*; elle représente le phosphate bicalcique *anhydre* et non le phosphate bicalcique *officinal*.

Tel qu'on l'obtient par le procédé officiel (Codex 1884), séché à l'air libre ou à l'étuve et tel qu'il se présente en pharmacie, ce sel retient deux molécules d'eau 2 (H^2O) de cristallisation.

Sa formule véritable est donc :

$$\left.\begin{array}{l} PO^4\ CaH.\ 2\ (H^2O) \\ PO^5,\ HO,\ 2\ (CaO) + 4\ Aq \end{array}\right\} = 172$$

De plus, nous devons faire remarquer que, si on chauffe le phosphate bicalcique même à une température peu élevée, il perd rapidement ses deux molécules d'eau de cristallisation, devient alors insoluble dans les acides et, par conséquent, impropre aux usages pharmaceutiques.

Cette propriété explique pourquoi toutes les préparations à base de phosphate bicalcique (sirops, solutions, vins, élixirs) *doivent être obtenues entièrement à froid.*

C'est donc le phosphate bicalcique hydraté qui est le produit officinal et c'est en partant de ce sel

$$PO^4 CaH + 2 (H^2O) = 172$$

que nous avons établi les formules des : phosphate monocalcique, chlorhydrophosphate, lactophosphate et des différentes préparations à base de phosphate de calcium.

Mode d'essai. — 1° Gr. 1 de phosphate bicalcique doit donner par calcination 0,739 de pyrophosphate de calcium (sans charbonner).

2° Gr. 1 de phosphate bicalcique doit se dissoudre sans résidu appréciable dans gr. 100 d'eau distillée contenant gr. 1,25 d'acide citrique.

Nota. — Les solutions ont été dosées à 2 °/₀ de **Phosphate bicalcique**, soit gr. 0,30 par cuillerée à bouche.

Les sirops ont été dosés à 1,25 °/₀ de **Phosphate bicalcique**, soit gr. 0,25 par cuillerée à bouche.

Les vins ont été dosés à 1,30 °/₀ de **Phosphate bicalcique**, soit gr. 0,20 par cuillerée à bouche.

Voir *Chlorhydrophosphate de calcium*, page 120.
Voir *Lactophosphate de calcium*, page 151.
Voir *Phosphate monocalcique ou biphosphate de calcium*, page 163.

Phosphate de fer soluble

Pour obtenir gr. 10 de phosphate de fer, il faut :

Phosphate de sodium cristallisé.....	gr.	24
Sulfate de fer pur..................	—	18.50
Acide citrique......................	—	7.50

Phosphate monocalcique

Phosphate acide de calcium. — Biphosphate de calcium.

$$(PO^4)^2 CaH^4 + 2 (H^2O) = 270$$
$$PO^5 CaO. 2 H O + 2 Aq = 135$$

Pour obtenir gr. 100 de phosphate monocalcique, il faut :

Phosphate bicalcique..................	gr.	63.70
Acide phosphorique officinal (D = 1,35)	—	72.60

Voir *Sirop*, *Solution*, *Vin*.

Pilules antigoutteuses

Extrait de bulbes de colchique...	gr.	0.05
— de digitale............	—	0 005
Sulfate de quinine............	—	0.05
Poudre de digitale..............	—	0.02
— de quinquina..	Q. S. pour une pilule.	

Pilules antinévralgiques

Aconitine cristallisée	milligr.	1
Quinium........................	gr.	2.50

Pour 10 pilules argentées.

Pilules de caféine

Caféine	gr. 1
Sulfate de quinine	— 0.2
Excipient	Q. S

Pour 10 pilules.

Pilules de cascara

Extrait de cascara	gr. 1.50
Poudre de cascara	Q. S.

Pour 10 pilules.

Pilules de collargol

Collargol	centigr. 1
Sucre de lait	gr. 0.10
Eau distillée. / Glycérine ...	Q. S. pour une pilule.

Pilules de créosote

Créosote de hêtre officinal	gr.
Eau	—
Poudre de réglisse.. Q. S. environ.	—

Pour 100 pilules.

Pilules de créosote et d'iodoforme

Créosote de hêtre....................	gr. 10
Iodoforme............................	— 1
Eau..................................	— 1
Poudre de réglisse...................	Q S.

Pour 100 pilules.

Pilules de créosote et de phosphate de calcium

Créosote pure de hêtre............	gr. 10
Phosphate bicalcique..............	— 10
Eau...............................	— 1
Poudre de réglisse... Q. S. environ	— 12

Pour 100 pilules qu'on roulera dans le phosphate de calcium.

Pilules de glycérophosphate de quinine

Glycérophosphate de quinine........	gr. 3
Sucre de lait......................	— 1.50
Sirop de gomme.....................	Q. S.

Pour 30 pilules.

Pilules d'iodure de potassium

Iodure de potassium...............	gr. 20
Sucre de lait.....................	— 10
Lanoline............ Q. S. environ	— 5

Pour 100 pilules qu'on roulera dans du sucre de lait.

Pilules de nitrate d'argent

Nitrate d'argent cristallisé	gr.	0.10
Kaolin lavé et séché	—	0.50
Vaseline blanche	Q. S.	

Pour dix pilules qu'on roulera dans le kaolin.
Préparer de même les pilules de **chlorure d'or.**

Pilules de permanganate de potassium

Permanganate de potassium cristallisé	gr.	1
Kaolin lavé et séché	—	1
Vaseline blanche	Q. S.	

Pour dix pilules qu'on roulera dans le kaolin.

Pilules de podophyllin

Podophyllin	gr.	0.60
Extrait de belladone	—	0.30
— de gentiane	—	1.20
Poudre de réglisse	Q. S.	

Pour 30 pilules.

Pilules de phtaléine

Phtaleine du phénol	gr.	0.50
Savon médicinal neutre	—	0.50
Alcool à 60°	Q. S.	

Mêlez et faites 10 pilules.

Pilules de térébenthine

Térébenthine des Vosges citriodore.. gr. 10
Sucre pulvérisé très fin, environ..... — 30

Pour une masse à diviser en 100 pilules qu'on roulera dans le sucre pulvérisé.

Pommade au collargol

Formule de Crédé.

Collargol........................... gr. 15
Axonge............................ — 90
Cire blanche...... .... — 10

Formule de Netter.

Collargol........................... gr. 15
Lanoline....... .... — 20
Vaseline............................ — 80

Potion au salol

Salol............................ gr. 1 à 4
Looch huileux du Codex........ N° 1

Faire dissoudre le salol dans l'huile d'amandes douces; puis, avec cette dissolution huileuse, préparer par émulsion un looch en suivant la formule du Codex.

Préparer de même les potions au naphtol, trional et autres médicaments solubles dans l'huile.

Poudre alcalino-phosphatée

Phosphate tricalcique....	gr.	10
Carbonate de calcium........... ..	—	20
Bi-carbonate de sodium......... ..	—	10

Poudre antiasthmatique

Feuilles de belladone........	ââ	gr.	150
— de datura............			
— de digitale...........			
— de jusquiame........			
— d'hysope			
Teinture de benjoin............		—	90
Nitrate de potassium...........		—	37
Extrait d'opium.................		—	3
Eau distillée de laurier-cerise...		—	120

Concasser les feuilles et les passer au tamis à farine de lin. Diviser la masse en deux parties : la première sera mélangée avec la teinture de benjoin ; la seconde, avec la solution de nitrate et d'extrait d'opium dans l'eau de laurier-cerise. Réunir les deux parties, les mélanger et sécher à l'étuve.

Poudre antigoutteuse

Poudre de bulbes de colchique......	gr.	20
— de racine de bryone........	—	10
— de bétoine.................	—	50
— de gentiane...............	—	10
— de camomille..............	—	10

Mêler et diviser en paquets de gr. 2.

Poudre laxative

(*Poudre de réglisse et de séné composée*).

Follicules de séné (lavés à l'alcool) pulvérisés	gr.	6
Soufre sublimé	—	6
Fenouil pulvérisé	—	3
Anis étoilé pulvérisé	—	3
Crème de tartre pulvérisée	—	2
Poudre de réglisse	—	8
Glycyrrhizate d'ammoniaque	—	0.50
Sucre en poudre	—	25

Mêler.

Poudre de Lucas Championnière

Iodoforme pulvérisé	gr.	100
Benjoin pulvérisé	—	100
Quinquina pulvérisé	—	100
Carbonate de magnésium	—	100
Essence d'eucalyptus	—	12

Poudre mentholée cocaïnée

Chlorhydrate de cocaïne	gr.	1
Menthol	—	2.50
Talc	—	25
Acide borique	—	25

Poudre minérale de Lévy

Chlorure de sodium	gr.	10
Sulfate de sodium	—	1
Phosphate de calcium	—	0.75
— de magnésium	—	0.75
— de sodium	—	0.30
Carbonate de sodium sec et pur	—	0 40

Mêler et diviser en treize doses.

Poudre sulfureuse pour boisson

Monosulfure de sodium	ââ P. E.
Bicarbonate de sodium	
Sulfate de sodium	
Sulfate de potassium	
Acide tartrique pulvérisé et séché.	
Gomme arabique pulvérisée	

Mélanger. Gr. 0,50 par litre d'eau, boucher soigneusement.

Racahout

Salep pulvérisé	gr.	30
Cacao caraque en feuilles	—	120
Fécule de pommes de terre	—	175
Farine de riz	—	175
Sucre	—	500
Vanille	—	1

Pour obtenir une poudre fine que l'on passe au tamis de soie.

Réactif d'Esbach

Pour le dosage volumétrique de l'albumine.

Acide picrique pur..................	gr. 10
Acide citrique pur desséché à l'air ..	— 20
Eau distillée.........................	Q. S.

Pour obtenir à 15° un volume de 1.000 centimètres cubes.

Salicylate d'antipyrine

(*Salipyrine*).

$$\left.\begin{array}{l} C^{11} H^{12} Az^2 O,\ C^7 H^6 O^3 \\ C^{22} H^{12} Az^2 O^2,\ C^{14} H^6 O^6 \end{array}\right\} = 326$$

Acide salicylique.................	gr. 42 3
Antipyrine...................... ..	— 57.7

Faire dissoudre l'acide salicylique dans gr. 100 d'éther à 65°, versés dans un flacon à large ouverture.

D'autre part, dissoudre l'antipyrine dans gr. 100 d'eau distillée.

Verser la solution d'antipyrine dans la solution éthérée ; boucher le flacon et agiter vivement ; il se forme un précipité granuleux très blanc.

Décanter le mélange hydro-éthéré dans un entonnoir à robinet pour séparer l'eau de l'éther, recueillir ce dernier dans une c. psule, le laisser évaporer à l'air libre et achever la dessication au B.-M.

Salol camphré

Salol	gr.	3
Camphre	—	2

Triturer les deux substances dans un mortier jusqu'à liquéfaction de la masse.

Santalol

$(C^{15} H^{26} O)$

(Alcools contenus dans l'essence de santal distillant entre 180° et 200°. Les essences de santal riches peuvent renfermer jusqu'à 90 % de santalol).

Capsules doses à dix centigrammes : 8 à 10 par jour.

Sel de Carlsbad artificiel

Sulfate de sodium desséché	gr.	44
Sulfate de potassium desséché	—	2
Chlorure de sodium	—	18
Bicarbonate de sodium	—	36

6 grammes par litre.

(*Pharmacopée allemande*).

SÉRUMS ARTIFICIELS

A. — Sérums pour injections sous-cutanées

Sérums de Chéron

1° Sérum phéniqué

Chlorure de sodium	gr.	2
Phosphate de sodium	—	4
Sulfate de sodium	—	8
Acide phénique pur	—	1
Acide citrique	—	0.20
Eau distillée ... Q. S. p.	cc.	100

2° Sérum non phéniqué

Chlorure de sodium	gr.	2
Phosphate de sodium	—	4
Sulfate de sodium	—	8
Acide citrique	—	0.20
Eau distillée ... Q. S. p.	cc.	100

Sérum de Huchard

Phosphate de sodium	gr.	10
Chlorure de sodium	—	5
Sulfate de sodium	—	2.50
Acide phénique pur	—	1.50
Acide citrique	—	0.20
Eau distillée ... Q. S. p.	cc.	100

5 à 10 cent. cubes.

Sérum de Luton

Phosphate de sodium	gr.	5
Sulfate de sodium................	—	10
Acide citrique..	—	0.20
Eau distillée .... Q. S. p.	cc.	100

5 à 25 cent cubes.

Sérum de Sapelier

Chlorure de sodium..............	gr.	60
— de potassium	—	5
Carbonate de sodium pur.........	—	31
Phosphate de sodium	—	4 50
Sulfate de potassium.............	—	4.50
Acide citrique...................	—	0.20
Eau distillée .... Q. S. p.	cc.	1000

(*Typhus exanthématique*).

Sérum de Schiess

Chlorure de sodium.........	gr.	75
Bicarbonate de sodium...........	—	50
Eau distillée........... Q. S. p.	cc.	1000

Sérum de Trünecek

Sulfate de sodium	gr.	0.44
Chlorure de sodium	—	4.92
Phosphate de sodium..............	—	0.15
Carbonate de sodium.........	—	0.21
Sulfate de potassium	—	0.40
Acide citrique	—	0.20
Eau distillée . ... Q. S. p.	cc.	100

Sérum de Viguési

Chlorure de sodium	gr.	50
Eau distillée........... Q. S. p.	cc.	1000

B. – Sérums pour injections sous-cutanées et intraveineuses

Sérum de Cantani

Chlorure de sodium...........	gr.	4
Carbonate de sodium.............	—	3
Eau distillée........... Q. S. p.	cc.	1000

Sérum de Croq

Phosphate de sodium cristallisé....	gr.	2
Eau distillée........... Q. S. p.	cc.	100

Sérum chirurgical

Solution physiologique

Chlorure de sodium..............	gr.	7.50
Eau distillée........... Q. S. p.	cc.	1000

Sérum gélatineux

Chlorure de sodium................	gr.	8
Gélatine blanche (grenétine)........	—	50
Eau distillée............. Q. S. p.	litre	1

Faire dissoudre au B.-M. et placer dans un ballon stérilisé fermé par un tampon d'ouate.

Stériliser deux fois à l'autoclave, chaque fois pendant un quart d'heure à 120°.

Filtrer, répartir dans des flacons bouchés d'ouate, stériliser pendant dix minutes à 120°.

Conserver en encapuchonnant de caoutchouc à la manière des ballons de culture.

Sérum de Hayem

Sulfate de sodium	gr.	10
Chlorure de sodium	—	5
Eau distillée Q. S. p.	cc.	1000

Sérum de Huchard

Chlorure de sodium	gr.	5
Sulfate de sodium	—	10
Eau distillée Q. S. p.	cc.	1000

Sérum de Reuzy

Iode pur	gr.	1
Iodure de potassium	—	3
Chlorure de sodium	—	5
Eau distillée Q. S. p.	cc.	1000

200 à 500 cc.

(*Tuberculose pulmonaire*).

Sérum de Samuel

Chlorure de sodium	gr.	6
Carbonate de sodium	—	3
Eau distillée Q. S. p.	cc.	1000

200 à 500 cc.

Nota. — Tous ces sérums doivent être préparés avec des produits purs, et rendus aseptiques par l'ébullition ou mieux par stérilisation à l'autoclave.

Sinapisme liquide

Essence de moutarde	gr.	2
Alcool à 90°	—	30

Sirop d'antipyrine

Antipyrine	gr.	5
Eau distillée	—	5
Sirop de fleurs d'oranger.	—	90

Sirop antiscorbutique iodoferré

Sirop de Raifort iodoferré

Solution d'iodure de fer au 1/3.	gr.	15
Sirop de raifort composé	—	985

Sirop d'arséniate de fer

Arséniate de sodium cristallisé....	gr.	0.32
Sulfate ferreux —	—	0.28
Acide citrique —	—	0.40
Eau distillée......	—	10
Sirop de sucre..............	—	990

Faire dissoudre le sulfate de fer et l'acide citrique dans gr. 5 d'eau distillée. — Ajouter l'arséniate de soude dissous dans le reste de l'eau distillée. — Mêler et incorporer au sirop.

Sirop de bicarbonate de sodium

Bicarbonate de sodium.............	gr.	25
Sirop de saponaire................	—	975

Triturer le bicarbonate de sodium jusqu'à ce qu'il soit très finement pulvérisé et le délayer dans le sirop.

Sirop de bromoforme composé

Bromoforme	gr.	1
Codéine	—	0 50
Alcool à 90°	—	40
Alcoolature de racines d'aconit	—	10
Eau de laurier-cerise	—	100
Sirop de tolu	—	250
Sirop de Désessartz	—	600

Sirop de bromoforme simple

Bromoforme	gr.	1
Alcool à 90°	—	30
Sirop simple Q. S. p.	cc.	200

Sirop de bromure de calcium

Bromure de calcium cristallisé	gr.	2.50
Eau distillée	—	2.50
Sirop de fleurs d'oranger	—	95

Sirop de café

Café torréfié et broyé	gr.	200
Eau bouillante	Q. S.	
Sucre blanc	gr.	650

Traiter le café dans un appareil à déplacement par l'eau bouillante, de manière à obtenir gr. 350 de colature dans laquelle on fera fondre le sucre à une douce chaleur. — Passer à l'étamine.

Sirop de chloral bromuré

Chloral hydraté cristallisé.........	gr.	5
Bromure de potassium............	—	5
Eau distillée......................	—	5
Sirop de fleurs d'oranger.	—	185

Faire dissoudre à l'aide de la chaleur le bromure et le chloral dans l'eau distillée et ajouter la dissolution au sirop.

Sirop de chlorhydrophosphate de calcium

Phosphate bicalcique............	gr.	12.50
Acide chlorhyd. off. (D. 1,171). Q. S. environ.	—	8
Sirop de sucre.....................	—	970
Alcoolature de citrons.............	—	10

Délayer avec soin le phosphate bicalcique dans son poids de sirop de sucre ; ajouter l'acide en quantité strictement nécessaire (théoriquement gr. 7,50) pour dissoudre le sel (*Ce dernier doit toujours rester en léger excès*). Ajouter le reste du sirop de sucre. — Agiter. — Mêler l'alcoolature de citrons et filtrer au papier après 24 heures.

Sirop de chlorure de calcium

Chlorure de calcium cristallisé	gr.	5
Eau distillée........................	—	5
Sirop d'écorces d'oranges amères...	—	90

Sirop de cocaïne (chlorhydrate)

Chlorhydrate de cocaïne..........	gr.	0.10
Eau distillée..........................	—	2
Sirop simple..........................	—	98

Sirop de chlorure de fer (proto)

Solution de protochlorure de fer au 1/3.........	gr.	15
Acide citrique..........................	—	2
Sirop de fleurs d'oranger	—	250
Sirop de sucre..........................	—	733

Sirop de colombo

Racine de colombo concassée......	gr.	100
Alcool à 90°..............................	—	50
Eau froide..............................	—	950
Sucre	Q. S.	

Faire macérer pendant 5 jours le colombo dans le mélange d'eau et d'alcool. Exprimer, filtrer. Faire au B.-M. avec le liquide filtré et Q. S. de sucre un sirop dans la proportion de 170 de sucre pour 100 de liquide filtré.

Sirop de colombo ferrugineux

Citrate de fer ammoniacal.........	gr.	25
Eau distillée..........................	—	25
Sirop de colombo..................	—	950

Sirop de convallaria

Extrait de convallaria maïalis......	gr.	2.50
Sirop simple......................	—	92.50
Alcoolature d'oranges douces.......	—	3

Sirop de créosote

Créosote pure de hêtre............	gr.	5
Glycérine pure à 30°..............	—	80
Sirop simple......................	—	915

Sirop de dentition cocaïné

Acide citrique................	gr.	0.25
Eau distillée.................	—	0.50
Chlorhydrate de cocaïne.......	—	0.05
Sirop de sucre................	—	10
Glycérine.....................	—	10
Safran........................	—	0.20
Teinture de vanille...........	gouttes	XII

Laisser macérer 5 jours. Filtrer.

En frictions sur les gencives des jeunes enfants au moment de la dentition.

Sirop de drosera

Teinture de drosera rotundifolia....	gr.	2
Sirop simple......................	—	98

Sirop d'ergotine

Ergotine........................	gr.	2
Sirop de fleurs d'oranger...........	—	20
Sirop de sucre.....................	—	78

Sirop de gaïacol

Gaïacol cristallisé................	gr.	7.50
Glycérine pure.....................	—	92.50
Sirop simple.......................	—	900

Sirop de glycérophosphate de calcium

Glycérophosphate acide de calcium.	gr.	20
Sirop de sucre.....................	—	980

Sirop de glycérophosphate de magnésium

Glycérophosphate de magnésium..	gr.	20
Eau distillée......................	—	20
Sirop de sucre.....................	—	960

Préparer de même le sirop de glycérophosphate de fer.

Sirop de glycérophosphate de sodium

Glycérophosphate de sodium à 50 %.	gr.	40
Sirop de sucre.....................	—	960

Sirop de Gombault

Salsepareille....................	gr.	50
Squine...........................	—	25
Sassafras........................	—	25
Gentiane.........................	—	25
Aristoloche......................	—	25
Rhubarbe.........................	—	25
Feuilles de sené.................	—	25
Eau bouillante...................	—	1500

Laisser infuser pendant 6 heures, passer avec expression et faire un sirop en ajoutant gr. 1,800 de sucre pour gr. 1,000 d'infusion.

Quand le sirop est cuit et refroidi, ajouter :

Bicarbonate de sodium.. Acétate de sodium......	ââ	16 °/₀ du poids de l'infusion.

Sirop d'hémoglobine

Oxy-hémoglobine fluide à 50 °/₀...	gr.	100
Sirop de sucre...................	—	900

Voir page 223 : Sirop d'hypophosphite de calcium.

Sirop iodoferré

Iodure de potassium..............	gr.	20
Tartrate de potassium et de fer....	—	20
Eau distillée de cannelle.........	—	60
Sirop de sucre...................	—	900

Dissolvez l'iodure de potassium dans l'eau de cannelle, ajoutez le tartrate de potassium et de fer ; filtrez la dissolution et mélangez-la avec le sirop.

Sirop iodomorphique

Sulfate de morphine.............	gr.	0.05
Teinture d'iode.................	gouttes	XX
Iodure de sodium................	gr.	1
Eau distillée...................	—	4
Sirop de fleurs d'oranger.......	—	95

Faire dissoudre l'iodure dans le double de son poids d'eau, ajouter la teinture d'iode puis le sirop, et, lorsque le mélange est opéré, ajouter le sulfate de morphine dissous dans gr. 2 d'eau. Mélanger.

Sirop iodophénique

Iode pur........................	gr.	1
Iodure de potassium.............	—	2
Acide phénique pur..............	—	5
Eau distillée...................	—	380
Sucre blanc.....................	—	620

Introduire dans un ballon l'eau, l'iode, l'iodure et l'acide phénique. Faire chauffer doucement jusqu'à combinaison et décoloration complète de la liqueur. — Ramener la masse au poids de gr. 380 et y faire dissoudre les gr. 620 de sucre.

Filtrer au papier.

Sirop iodotannique

Iode............................	gr.	2
Alcool à 90°....................	—	30
Extrait de ratanhia.............	—	6.25
Eau distillée...................	—	350
Sucre...........................	—	612

Mettre dans un ballon l'iode préalablement dissous dans l'alcool et l'extrait de ratanhia dissous dans gr. 20 d'eau.

Chauffer légèrement au bain-marie juqu'à combinaison, ajouter le reste de l'eau et le sucre ; terminer la dissolution à une douce chaleur.

Sirop iodotannique phosphaté

Phosphate monocalcique cristallisé.	gr.	20
Eau distillée..........................	—	20
Sirop iodotannique................	—	960

Triturer le phosphate monocalcique avec l'eau distillée et incorporer au sirop.

Sirop de kola

Extrait fluide de kola..............	gr.	50
Sirop simple..........................	—	900

Sirop de lactophosphate de calcium

Phosphate bicalcique pur.........	gr.	12.50
Acide lactique (D = 1,215) Q. S. environ.	—	20
Sirop de sucre.......................	—	957.50
Alcoolature de zestes de citrons....	—	10

Opérer comme pour le sirop de chlorhydrophosphate de calcium.

Sirop de Maygrier

Sirop de quinquina.............	ââ P. E.
— de gentiane.............	
— antiscorbutique...........	

Mélanger et filtrer au papier.

Sirop de monosulfure de sodium au goudron

Monosulfure de sodium cristallisé.	gr.	1
Liqueur de goudron alcaline......	—	50
Sirop de sucre....................	—	950

Sirop de noyer

Extrait alcoolique de feuilles de noyer......................	gr.	25
Sirop de sucre....................	—	975

Sirop de noyer iodé

Iode.............................	gr.	2
Alcool à 90°......................	—	30
Extrait alcoolique de feuilles de noyer........................	—	25
Sirop simple......................	—	945

Faire dissoudre l'extrait de noyer dans gr. 100 de sirop, ajouter l'iode dissous dans l'alcool, laisser réagir pendant 24 heures ; ajouter ensuite le reste du sirop et mêler exactement.

Voir page 223 : Sirop de nucléines composé.

Sirop de papaïne

Papaïne extractive (fluide gr. 3)	gr.	1.50
Sirop de laurier-cerise..............	—	40
— de groseilles................	—	15
Alcool à 60°......................	—	10
Sirop simple............	Q. S. pour cc.	200

Sirop de pepsine

Pepsine extractive (Codex titre 50) .	gr.	2
Eau distillée...	—	4
Alcool à 60°.........................	—	4
Sirop d'écorces d'oranges amères...	—	90

Sirop de peptone

Peptone sèche de viande..............		gr.	50
Eau.....................................		—	50
Alcool à 60°............................		—	50
Sirop d'écorc. d'orang. amères Sirop de sucre.............	ââ Q. S. p.	cc.	1000

Sirop phéniqué

Acide phénique pur (Phénol absolu..	gr.	0.50
Alcool à 90°..........................	—	0.50
Sirop simple.........................	—	99

On peut colorer en rose avec quelques gouttes de solution alcoolique de carmin (Sirop de Vial).

Sirop de phosphate d'ammonium

Phosphate d'ammonium cristallisé..	gr.	5
Eau distillée.........................	—	5
Sirop de sucre.......................	—	50
Sirop de fleurs d'oranger...........	—	40

Sirop de phosphate monocalcique

(*Sirop de phosphate acide ou de biphosphate de calcium*)

Phosphate bicalcique (1)...........	gr.	12.50
Acide phosphor. offic. (D = 1,35)		
Q. S. environ (1)............... ..	—	14.50
Sirsp de sucre......................	—	963
Alcoolature de zestes de citrons....	—	10

Opérer comme pour le sirop de chlorhydrophosphate de calcium.

Sirop de phosphate de calcium créosoté

Créosote pure de hêtre.............	gr.	5
Glycérine pure à 30°..............	—	75
Sirop de phosphate monocalcique..	—	920

Mélanger la créosote avec la glycérine et incorporer dans le sirop de phosphate de calcium.

Sirop de phosphate de fer

Phosphate de sodium cristallisé ...	gr.	12
Sulfate de fer pur.....	—	9.25
Acide citrique	—	3.75
Eau distillée.........	—	40
Sirop de sucre	—	935

Faire dissoudre à chaud le sulfate de fer et l'acide citrique dans gr. 10 eau distillée ; d'autre part, dissoudre également à chaud le phosphate de sodium dans gr. 30 eau distillée.
Mélanger les 2 solutions et incorporer au sirop.

(1) Correspond à gr. 20 de phosphate monocalcique.

Sirop de punch

Thé noir	gr.	36
Eau bouillante	—	180
Rhum	—	350
Sucre	—	500
Acide citrique	—	1
Alcoolature de zestes de citrons	—	5
— — d'oranges	—	2

Laisser infuser le thé, passer et ramener à gr. 150; ajouter l'acide citrique, puis le sucre et le rhum dans lequel on aura fait dissoudre les alcoolatures.

Chauffer modérément, laisser reposer et filtrer au papier.

Sirop de quinquina iodé

Iode	gr.	2
Alcool à 90°	—	28
Sirop de quinquina à l'eau	—	970

Mêler exactement. Le mélange, d'abord trouble, s'éclaircit au bout de quelque temps (24 heures environ).

Si l'on veut obtenir la préparation de suite, il est nécessaire de porter le mélange à une température de 50 à 60°.

Sirop de quinquina phosphaté

Phosphate monocalcique cristallisé	gr.	20
Eau distillée	—	20
Sirop de quinquina jaune	—	960

Sirop de rhamnus frangula

Extrait fluide de Rhamnus........	gr.	200
Sirop d'écorces d'oranges amères...	—	400
Sirop de sucre...	—	400

Sirop de salicylate de sodium

Salicylate de sodium..............	gr.	5
Eau distillée..	—	5
Rhum	—	15
Sirop d'écorces d'oranges amères ...	—	75

Sirop de sarracenia purpurea

Sarracenia purpurea.....	gr.	100
Alcool à 90°	—	50
Eau..........................	—	950
Sucre.....	Q.	S.

Faire macérer 5 jours le sarracenia dans le mélange d'eau et d'alcool ; exprimer, filtrer. Faire au B. M. avec le liquide filtré et Q. S. de sucre un sirop dans la proportion de 170 de sucre pour 100 de liquide filtré.

Sirop de spartéine

Sulfate de spartéine	gr.	0.50
Sirop d'écorces d'oranges amères...	—	200

Sirop de stigmates de maïs

Extrait de stigmates de maïs...... gr. 25
Sirop de sucre.................... — 975

Faire dissoudre à chaud.

Sirop tannique

Extrait de ratanhia............... gr. 5
Tannin............................ — 5
Eau distillée..................... — 20
Glycérine pure à 30°.............. — 20
Alcool à 90°...................... — 30
Sirop de sucre.................... — 920

Sirop tannique phosphaté

Phosphate monocalcique crist..... gr. 20
Eau distillée..................... — 20
Sirop tannique.................... — 960

Sirop de terpine

Terpine finement pulv. et tamisée.. gr. 2.50
Sirop de baume de tolu............ — 97.50

Mélanger au mortier. Agiter avant d'en faire usage.

Solution antiseptique zinco-cuprique composée

N° 1 :

Sulfate de cuivre....................	gr.	50
Chlorure de zinc..................	—	15
Sulfate d'alumine et de potassium	—	5
Acide borique..................	—	5
— chlorhydrique............	—	5
— picrique................	—	0.01
Eau............... ... Q. S. p.	—	1000

15 gr. par litre d'eau pour emplois hygiéniques.
30 gr. — — — — désinfection.

N° 2 :

Sulfate de cuivre ordinaire.......	gr.	20
— de fer	—	5
— d'alumine et de potassium	—	5
Chlorure de zinc................	—	50
Acide borique	—	5
— chlorhydrique............	—	5
— picrique.......	—	0.01
Eau.................. Q. S. p.	—	1000

30 gr. par litre d'eau pour désinfection.

Solution d'arséniate de fer

Arséniate de sodium..............	gr.	0.16
Sulfate de fer pur cristallisé	—	0.14
Acide citrique cristallisé...........	—	1
Glycérine pure à 30°..............	—	40
Eau distillée .. Q. S. pour obtenir	cc.	400

Faire dissoudre le sulfate ferreux et l'acide citrique dans une partie de l'eau ; ajouter l'arséniate de sodium dissous dans le reste de l'eau, mélanger, ajouter la glycérine et filtrer.

Solution borosalicylique

Acide salicylique cristallisé	gr.	60
Borate de sodium................	—	90
Eau distillée . Q. S. pour obtenir	cc.	1000

Solution de chlorétone

Chlorétone..........................	gr.	1
Camphre..........................	—	2.50
Menthol	—	2.50
Essence de cannelle Ceylan	—	0.50
Huile de pétrole rectifiée	—	93.50

Solutions de chlorhydrophosphate de calcium

Phosphate bicalcique	gr.	20
Acide chlorhydr. offic. D = 1.171..		
Q. S. environ..................	—	12.50
Eau distillée	Q.	S.

Délayer le phosphate dans gr. 900 d'eau, ajouter l'acide peu à peu jusqu'à dissolution, puis Q. S. d'eau distillée pour compléter gr. 1,000.

Cette solution est titrée à 2 °/₀ de chlorhydrophosphate de de calcium.

La solution titrée à 5 °/₀ se prépare avec les proportions suivantes :

Phosphate bicalcique	gr.	50
Acide chlorhydrique officinal		
D = 1,171..... Q. S. environ.	—	31.25
Eau distillée ..... Q. S. pour ...	—	1000

Solution de chlorhydrophosphate de calcium créosoté

Chlorhydrophosphate de calcium.	gr.	25
Créosote de hêtre	—	5
Cognac (ramené à 50°)	—	480
Eau distillée........ Q. S. pour	cc.	1000

Dissoudre la créosote dans le cognac et incorporer ce mélange à la solution de chlorhydrophosphate par une vive agitation suffisamment prolongée pour obtenir une dissolution complète.

Laisser en contact et passer sur un filtre mouillé.

Nota. — Cette solution, préparée à l'avance, perd son goût de créosote.

Solutions de collargol

Solution pour injections intra-veineuses

Collargol	gr.	1
Eau distillée	—	100

Solution pour la voie gastrique

Collargol	gr.	0.50
Albumine d'œuf	—	0.50
Eau distillée	—	50

Solutions colorantes

Solution bleue (pour le sublimé)

Première formule

Bleu de méthylène soluble	gr.	2
Eau distillée	—	88
Alcool à 90°	—	10

X gouttes pour colorer 1 litre de solution de sublimé.

Deuxième formule

Carmin d'indigo sec	gr.	0.50
Alcool à 90°	—	10

V gouttes pour colorer 1 litre de solution de sublimé (Codex).

Solution jaune (pour le cyanure de mercure)

Jaune canari	gr.	2
Eau distillée	—	88
Alcool à 90°	—	10

X gouttes par litre de solution de cyanure de mercure.

Solution rouge (pour l'acide phénique)

Rouge de Bordeaux	gr.	5
Eau distillée	—	85
Alcool à 90°	—	10

X gouttes par litre de solution d'acide phénique.

Solution de créosote de hêtre

Pour lavements

Créosote de hêtre	gr.	10
Savon amygdalin	—	10
Eau chaude	—	130

Triturer le savon dans la créosote, ajouter l'eau chaude et filtrer.

Nota. — Le savon amygdalin dissout son poids de créosote dans une quantité d'eau quelconque.

Pour injections hypodermiques

Créosote de hêtre	gr.	10
Huile d'olives stérilisée	—	140

Solution de digitaline cristallisée

pour injections hypodermiques.

Solution de digitaline cristallisée au millième (Codex)........................	gr. 2.50
Eau distillée stérilisée............... ...	— 7.50

Renferme un quart de milligramme par centimètre cube.

Solution d'ergotine (Yvon)

(Voir *Liqueur titrée d'ergot de seigle*).

Solution d'ergotinine (Tanret)

Ergotinine.........	gr. 0.02
Acide lactique........................	gouttes II.
Eau de laurier-cerise..................	gr. 20

1 cent. cube = 1 milligramme.

Solutions de formol

pour stérilisation des instruments et le lavage des plaies :

Formol (solution à 40 $^{o}/_{o}$)...........	gr. 1
Eau distillée...............	— 200

pour pansements hygiéniques :

Formol (solution à 40 $^{o}/_{o}$)..	gr. 1
Eau distillée..........................	— 100

15 grammes par litre d'eau bouillie.

Solutions de formol composée

1° Solution mère

Formol à 40 °/o	gr.	100
Sulfure d'allyle pur	—	0.20

Laisser en contact jusqu'à solution complète.

2° Solution pour usage médical

Solution mère ci-dessus	gr.	20
Eau distillée	Q. S. pour cc.	500

Solution de gaïacol iodoformée

pour injections hypodermiques.

(Formule du Dr Picot, de Bordeaux).

Glaïacol	gr.	5
Iodoforme pulvérisé	—	1
Huile d'olives stérilisée	Q. S. pour cc	100

Solution de gaïacol phosphatée

Gaïacol cristallisé	gr.	6 60
Glycérine pure à 30°	—	66
Phosphate bicalcique pur	—	33.35
Acide chlorhyd. offic. (D = 1,171) .. Q. S. environ	—	21
Eau distillée	Q. S.	
p.	gr.	1000

Dissoudre le gaïacol dans la glycérine et incorporer ce mélange à la solution de chlorhydrophosphate par une vive agitation suffisamment prolongée pour obtenir une dissolution complète.

Laisser en contact et passer sur un filtre mouillé.

Solution de glycérophosphate de calcium

Glycérophosphate de calcium....... gr 13.30
Eau de seltz.............. Q. S. p. cc. 1000

Faire dissoudre à froid le glycérophosphate de chaux dans la moitié de l'eau gazeuse. Filtrer et compléter le poids avec de l'eau gazeuse.

Préparer de même et aux mêmes doses :

la solution de Glycérophosphate de fer
la solution de Glycérophosphate de magnésie.

Solutions de glycérophosphate de fer

A. *Usage interne* :

Glycérophosphate de fer............ gr. 13.30
Eau de seltz.............. Q. S. p. cc. 1000

F. S. A.

B. *Injections hypodermiques* :

Glycérophosphate de fer.............. gr. 0.50
Eau distillée .... Q. S. p. cc. 10

F. S. A. pour une solution stérilisée.

Solutions de glycérophosphate de sodium

A. *Usage interne* :

Solution de glycérophosphate de sodium à 50 %.................... gr. 26.60
Eau de seltz........... . Q. S. p. cc. 1000

B. *Solution pour injections hypodermiques* :

Glycérophosphate de sodium .... gr. 2
Eau distillée stérilisée et refroidie .... Q. S. p. cc. 10

Solution glycophénique

(Voir *Glycophénique*).

Solution iodée de Brown-Séquard

Iode sublimé	gr.	2
Iodure de potassium	—	10
Eau distillée........	Q. S.	
p.	cc.	250

Faire dissoudre l'iode et l'iodure dans gr. 10 d'eau. Compléter après dissolution.

Solution iodophénique

(*Pour injections hypodermiques*).

Iodure de potassium	gr.	0.30
Iode sublimé..........	--	0.06
Acide phénique pur................	—	2
Glycérine.................. ...	—	5
Eau distillée.....................	Q. S.	
p.	cc.	100

Même mode opératoire que pour le sirop iodophénique.

Solution de lactate de strontium

Lactate de strontium.......	gr.	120
Eau distillée.................. ..	—	880

F. S. A. Une cuillerée à bouche renferme gr. 2 de lactate de strontium.

Solution de lactophosphate de calcium

Phosphate bicalcique pur..........	gr.	20
Acide lactique officinal D = 1,215. Q. S. environ	—	30
Eau distillée .... Q. S. p.	—	1000

Solution de manganate antidiabétique

(Voir *Manganate antidiabétique*).

Solutions de méthylarsinate de sodium

Solution d'arrhénal.

Méthylarsinate de sodium...........	gr.	1
Eau distillée............. Q. S. p.	cc.	25

V gouttes représentent un centigramme.

Solution pour injections hypodermiques

Methylarsinate de sodium.........	gr.	5
Eau distillée stérilisée ... Q. S. p.	cc.	100

Un centimètre cube représente cinq centigrammes.

Solution de morphine (chlorhydrate)

Pour injections hypodermiques :

Chlorhydrate de morphine..........	gr.	0.20
Eau distillée............ Q. S. p.	cc.	10

Solution de peptone mercurique

Peptone mercurique, ammonique :

Peptone sèche pulvérisée .... gr. 15
Chlorure d'ammonium pur .... — 15
Sublimé corrosif .... — 10

Cette préparation renferme le quart de son poids de sublimé combiné à la peptone.

Solution de persulfate alcalin

Persulfate de sodium .... gr. 1.25
Eau distillée .... — 100

Solution de phosphate monocalcique

Solution de Phosphate acide de calcium ou de Biphosphate de calcium.

Phosphate bicalcique pur .... gr. 20
Acide phosphorique officinal (D=1 35)
environ — 22.80
Eau distillée .... Q. S. p. cc. 1000

Délayer le phosphate dans gr. 900 d'eau distillée, ajouter l'acide phosphorique en proportion strictement nécessaire pour opérer la dissolution (il est préférable qu'il y ait un léger excès de phosphate bicalcique), puis Q. S. d'eau distillée pour compléter ce 1000.

Solution de phosphate de calcium créosoté

Créosote de hêtre pure	gr.	5
Glycérine pure à 30°	—	66
Phosphate bicalcique	—	20
Acide phosphorique officinal (D=1,35) Q. S. environ	—	22.80
Eau distillée Q. S. p.	—	1000

Opérer comme pour la solution de chlorhydrophosphate créosotée.

Solution de pyrophosphate de fer et de sodium

Formulaire de la Société de Pharmacie de Paris.

Pyrophosphate de sodium	gr.	25
Sulfate ferrique sec	—	5
Eau distillée Q. S. p.	litre	1

Dissoudre le pyrophosphate dans gr. 250 d'eau et le sulfate ferrique dans gr. 100. Verser en remuant la solution ferrique dans la solution de pyrophosphate et, à la liqueur limpide et incolore, ajouter Q. S. d'eau pour faire 1 litre.

NOTA. — On peut préparer extemporanément la solution de sulfate ferrique de la manière suivante : A gr. 100 d'eau distillée ajouter X gouttes d'acide sulfurique et gr. 7 de sulfate ferreux pur, porter à l'ébulition et ajouter goutte à goutte de l'acide azotique jusqu'à cessation de vapeurs rutilantes. Continuer l'ébulition pendant quelques instants.

Cette liqueur renferme exactement gr. 5 de sulfate ferrique sec.

Solution de saccharine

Saccharine	gr.	5
Bicarbonate de sodium	—	1
Eau distillée	—	98

Faire dissoudre et filtrer.

Solutions concentrées de sublimé

1° Solution alcoolique

Sublimé corrosif	gr.	50
Alcool à 90°	—	945
Solution colorante bleue	—	5

F. S. A. une solution qui devra être filtrée et soigneusement étiquetée avec une grande étiquette rouge (**usage externe**). — En même temps que cette solution, on délivrera une petite fiole graduée indiquant le volume de gr. 20 de la solution précédente.

20 grammes de cette solution dans un litre d'eau donnent la *solution au millième pour pansements.*

2° Solution aqueuse

Sublimé corrosif	gr.	50
Eau distillée	—	945
Solution colorante bleue	—	5

F. S. A. Même usage et mêmes recommandations pour la délivrance de cette préparation.

Solution pour eau sulfureuse

Monosulfure de sodium	gr.	4
Sulfate de sodium	—	6
Chlorure de sodium	—	6
Eau distillée bouillie... Q. S. p.	cc.	1000

20 grammes pour 1 litre d'eau renferment gr. 0.08 de monosulfure.

Solution de thymol sodé

Thymol		gr.	10
Lessive de soude		—	10
Eau distillée	Q. S. p.	cc.	1000

Stérésol

Gomme laque soluble		gr.	270
Benjoin		—	10
Beaume de tolu		—	10
Phénol		—	100
Essence de cannelle de Chine		—	6
Saccharine		—	1.50
Alcool à 90°	Q. S. p.	cc.	1000

Sulfo-Bore

Acide borique	P. E.
Hyposulfite de sodium	P. E.

Suppositoires à la glycérine solidifiée

Glycérine solidifiée à 12 %	gr.	5
Glycérine à 30°	—	1

Faire liquéfier au bain-marie et couler dans des moules de deux grammes (suppositoires pour enfants) ou de quatre grammes (pour adultes).

S'il y a addition de substances médicamenteuses, on les dissout ou on les incorpore dans la glycérine ajoutée.

Suppositoires à la glycérine et au beurre de cacao

Glycérine pure à 30°	gr.	2
Beurre de cacao	—	3.60
Cire blanche pure	—	0.40

Pour un suppositoire un peu allongé.

Faire fondre la cire dans le beurre de cacao, ajouter la glycérine, et réchauffer légèrement la masse qui s'est un peu figée, agiter constamment jusqu'à mélange parfait et lorsque la masse est presque froide, la couler dans un moule.

Teinture d'iode iodurée

Iode métallique	gr.	1
Iodure de potassium	—	1
Eau distillée	—	1
Teinture d'iode	—	27

Teinture de quinine (alcaloïde)

Alcoolé de quinine.

Quinine (alcaloïde)	gr.	1
Alcool à 90°	—	100

Faire dissoudre.

Teinture de sulfate de quinine

Alcoolé de sulfate de quinine.

Mêmes doses que la teinture de quinine.

Teinture de strophantus

Cette teinture très active figure du supplément du Codex au titre de 1 pour 5.

Il eût été préférable de lui donner le titre de 1 pour 10, comme le fait le Codex pour la teinture de cantharides et de la préparer ainsi :

Semences de strophantus hispidus
Kombé concassées assez finement. gr. 20

Traiter les semences dans un appareil à déplacement par l'éther à 65° (gr. 200 environ) afin de les débarrasser complètement de la matière grasse nauséeuse qu'elles contiennent. — Dessécher la poudre sur une assiette placée sur l'eau chaude et la mettre en macération dans gr. 200 d'alcool à 60° pendant 15 jours. — Exprimer, filtrer.

La teinture ainsi obtenue est faiblement colorée.

Cette teinture au 1/10 est très active.

Thé purgatif

Feuilles de séné	gr.	50
— de pariétaire	—	10
— de guimauve	—	10
— de mauve	—	5
— de mélisse	—	5
Sommités fleuries d'hysope	—	5
— — de menthe	—	5
Anthyllis vulneraria	—	10

Traumaticine à l'acide chrysophanique

Acide chrysophanique	gr.	10
Traumaticine (Codex)	—	90

Traumaticine iodoformée

Iodoforme pulvérisé................	gr.	10
Traumaticine (Codex)..............	—	90

Traumatol chloroformé

Traumatol..........................	gr.	90
Chloroforme........................	—	10

Valérianate d'ammoniaque liquide

Acide valérianique.................	gr.	30
Carbonate d'ammoniaque (gr. 35 à 40)	Q.	S.
Extrait de valériane	gr.	20
Eau distillée..........	Q.	S.

p. obtenir 1 litre.

Neutraliser exactement l'acide valérianique, étendu de gr. 500 d'eau, avec le carbonate d'ammoniaque ajouté par fractions. — Mélanger ensuite l'extrait de valériane dissous dans une petite quantité d'eau et compléter le litre avec Q. S d'eau distillée.

Vaseline chloroformée au 1/10

Chloroforme.........................	gr.	10
Cire blanche........................	—	5
Vaseline blanche......	—	85

Faire fondre la cire et la vaseline au bain-marie dans un flacon à large ouverture.

Laisser un peu refroidir, ajouter le chloroforme, boucher et agiter flacon jusqu'à refroidissement.

Vaseline iodoformée au 1/20

Iodoforme impalpable............	gr.	1
Vaseline blanche................	—	19

Incorporer par simple trituration.

Vaseline mentholée

Menthol........................	gr.	2
Vaseline blanche................	—	98

Dissoudre à une légère chaleur.

Vaseline morphinée

Chlorhydrate de morphine	gr.	0.10
Eau distillée.....................	—	0.50
Vaseline........................	—	20

Vaseline naphtolée

Naphtol B.......................	gr.	1
Vaseline blanche.................	—	9

Triturer le naphtol avec son poids d'éther, et, après évaporation de ce dissolvant, ajouter la vaseline.

Vaseline phéniquée

Acide phénique pur............... gr. 2
Vaseline blanche.................. — 98

Faire dissoudre à l'aide de la chaleur et agiter jusqu'à refroidissement.

Vaseline salolée au 1/10

Salol.............................. gr. 1
Vaseline blanche.................. — 9

Faire dissoudre à l'aide de la chaleur.

Vaseline traumatolée au 1/10

Traumatol......................... gr. 1
Vaseline blanche.................. — 9

Vernis antiseptique

Gomme laque pulvérisée............ gr. 60
Baume de tolu..................... — 5
Thymol............................ — 1.50
Alcool à 90°...................... — 50
Ether à 65°....................... — 100

Vésicatoire indolore

Menthol	gr. 1
Chloral	— 1
Beurre de cacao	— 2
Blanc de baleine	— 4

Vésicatoires liquides

PREMIÈRE FORMULE

Cantharides pulvérisées	gr. 100
Chloroforme	Q. S.

Epuiser les cantharides par déplacement à l'aide de Q. S. de chloroforme. Concentrer jusqu'à obtention de gr. 100 de liquide dans lequel on fait dissoudre :

Cire blanche	gr. 1

Conserver en flacons bien bouchés.

DEUXIÈME FORMULE

Cantharides en poudre	gr. 50
Ether sulfurique / — acétique } P. E.	Q. S.

Pour obtenir par déplacement gr. 100 de liquide, qu'on évapore à gr. 75 et auquel on ajoute :

Collodion élastique	gr. 25

Vin antihydropique

Ecorce moyenne de sureau.........	gr.	25
Feuilles de digitale................	—	4
Acétate de potassium...............	—	8
Alcool à 90°.........................	—	60

Faire macérer 48 heures et ajouter :

Vin blanc..........................	gr.	400

Laisser en contact encore 48 heures, exprimer, filtrer et ajouter :

Sirop des cinq racines..............	gr.	65

Vin bidigestif

Vin de pepsine et diastase.

Pepsine (Codex titre 50)...........	gr.	20
Diastase (— —)............	—	5
Vin de Lunel........................	Q. S.	
	p. obtenir litre 1.	

Faire dissoudre et filtrer.

Vin de caféine simple

Caféine.............................	gr.	10
Vin de Malaga.......................	—	990

Faire dissoudre et filtrer.

Vin de caféine composé

Caféine	gr.	5
Extrait de quinquina rouge de Granval	—	10
Glycérine	—	100
Vin de Madère... Q. S. p. obtenir	litre	1

Dissoudre l'extrait dans gr. 80 de glycérine, mélanger au vin, ajouter ensuite la caféine, dissoute dans le reste de la glycérine.

Vin de cannelle

Cannelle de Ceylan concassée	gr.	30
Vin de Malaga	—	1000

Laisser macérer 10 jours et filtrer.

Vin de chlorhydrophosphate de calcium

Phosphate bicalcique	gr.	13
Acide chlorhyd. officinal. D. = 1,171 Q. S. environ	—	8
Sucre	—	50
Vin de Malaga... Q. S. p.	litre	1

Faire dissoudre et filtrer.

Vin de coca du Pérou

(Voir *Codex*).

Vin de coca phosphaté

Phosphate monocalcique..........	gr.	20
Eau distillée......................	—	20
Sucre	—	50
Vin de coca au Malaga...........	—	900

Faire dissoudre et filtrer.

Vin de coca ferrugineux

Citrate de fer ammoniacal.........	gr.	10
Vin de coca au Malaga............	litre	1

Vin créosoté

Créosote de hêtre..................	gr.	5
Alcool à 90°	—	90
Sucre	—	65
Vin de Malaga	—	800

Préparer de même le **vin créosoté** au vin rouge vieux et au Banyuls.

Vin créosoté phosphaté

Vin de phosphate de calcium créosoté.

Créosote de hêtre..................	gr.	5
Alcool à 90°	—	90
Phosphate monocalcique.........	—	20
Eau distillée........................	—	20
Sirop simple.........................	—	20
Vin de Malaga........... Q. S. p.	litre	1

Vin fébrifuge

Quinquina calisaya sauvage......	gr.	100
Ecorce d'angusture vraie..........	—	10
Alcool à 60°.....................	—	100
Acide tartrique.................	—	2
Vin de Madère.................	Q. S.	

Mettre en contact pendant 24 heures le quinquina et l'angusture finement concassés avec l'alcool acidulé par l'acide tartrique. Ajouter vin de Madère gr. 900, laisser macérer 8 jours en agitant fréquemment : au bout de ce temps, égoutter le liquide. Reprendre le marc par Q. S. de vin (macération 2 jours) pour obtenir un nouveau liquide, lequel ajouté au premier macéré obtenu, donne un poids total de gr. 1,000.
Mélanger les deux colatures et filtrer.

Vin de gaïacol

Gaïacol cristallisé...............	gr.	10
Alcool à 90°.....................	—	90
Sucre.........................	—	65
Vin de Malaga... Q. S. p. obtenir	litre	1

Vin de gaïacol au quinquina

Gaïacol cristallisé...............	gr.	10
Alcool à 90°.....................	—	90
Extrait de quinquina gris........	—	20
Sucre.........................	—	65
Vin de Malaga... Q. S. p. obtenir	litre	1

Vin de glycérophosphate de calcium

Préparation défectueuse. Les glycérophosphates sont décomposés par les acides et les sels contenus naturellement dans les vins.

Vin d'hémoglobine

Préparation défectueuse. Le tannin du vin précipite l'hémoglobine.

Vin iodé

Teinture d'iode....................	gr.	13
Vin de Banyuls......................	—	987

Mêler, laisser en contact pendant 24 heures en agitant de temps à autre, filtrer.

Vin iodotanné

Thé vert..............................	gr.	10
Eau bouillante.........................	—	100
Iode....................................	—	2
Alcool à 90°..........................	—	24
Sucre..................................	—	100
Vin de Banyuls.......................	—	800

Faire infuser le thé dans l'eau bouillante pendant 12 heures. Passer avec expression pour obtenir gr. 100 de colature à laquelle on ajoutera l'iode dissous dans l'alcool.

Faire chauffer légèrement pour favoriser la combinaison iodotannique, ajouter le sucre et, lorsque le sirop aura atteint le poids de gr. 200, verser dans les gr. 800 de vin de Banyuls. Laisser en contact quelques jours et filtrer.

Vin iodotannique

Iode pur........................	gr.	1.32
Alcool à 90°	—	16
Tannin pur.........................	—	2.65
Eau distillée..................	—	20
Sucre..............	—	50
Vin de Banyuls.......... Q. S. p.	litre	1

Faire dissoudre l'iode dans l'iodure de sodium, dissous lui-même dans gr. 5 d'eau ; les mélanger avec le tannin dissous dans gr. 15 d'eau et laisser réagir à une douce chaleur pendant 10 minutes.

Mélanger ensuite la dissolution avec le vin et le sucre, laisser en contact et filtrer.

Vin iodotannique créosoté

Créosote de hêtre	gr.	5
Alcool à 90°	—	90
Sucre......	—	40
Vin iodotannique simple.. Q. S. p.	litre	1

Vin iodotannique phosphaté

Iode pur....................	gr.	1.32
Alcool à 90°.........................	—	16
Tannin pur...........................	—	2.65
Phosphate monocalcique..........	—	20
Eau distillée..................	—	50
Sucre	—	50
Vin de Banyuls.......... Q. S. p.	litre	1

Préparer la solution iodotannique par le même mode opératoire que pour le vin iodotannique simple.

Ajouter d'abord au vin le sirop simple et la solution de phosphate monocalcique, puis la solution iodotannique. Laisser en contact quelques heures et filtrer.

Vin de kola fraîche

Noix de kola fraiches hachées.....	gr.	100
Glycérine........................	—	50
Vin de Lunel.. Q. S. pour obtenir	litre	1

Vin de lactophosphate de calcium

Phosphate bicalcique..............	gr.	13
Acide lactique officinal (D = 1,215) environ........................	—	20
Eau distillée.....................	—	20
Sucre............................	—	50
Vin de Malaga.... Q. S. p. obtenir	litre	1

Vin de noyer phosphaté

(*Vin de Luton*)

Extrait alcoolique de feuilles de noyer........................	gr.	20
Phosphate de sodium.............	—	15
Vin de Malaga blanc. Q. S. pour obtenir	litre	1

Vin de papaïne

Papaïne extractive................	gr.	10
Vin de Malaga blanc. Q. S. pour obtenir	litre	1

Faire dissoudre et filtrer.

Vin de peptone

Peptone sèche.......................... gr. 50
Vin de Malaga blanc. Q. S. pour obtenir litre 1

Faire dissoudre et filtrer.

Vin de phosphate de calcium

(*Vin phosphaté*).

Phosphate monocalcique (1)........ gr. 20
Eau distillée........................ — 20
Sucre.................................. — 50
Vin de Malaga. Q. S. pour obtenir litre 1

Vin phosphaté créosoté

(Voir *Vin créosoté phosphaté*).

Vin de quinium

Quinium.............................. gr. 5
Alcool à 90°.......................... — 50
Vin de Malaga... Q. S. p. obtenir litre 1

Pulvériser le quinium et le dissoudre à l'aide d'une douce chaleur dans l'alcool ; mélanger la solution alcoolique au vin : laisser quelque temps en contact et filtrer.

(1) Phosphate bicalcique.............................. gr. 14
Acide phosphorique off. (D = 1,75). Q S. environ........ — 13

Vin de quinquina et cacao

Quinquina gris concassé..........	gr.	10
Cacao caraque pulvérisé	—	20
Vin de Malaga..................	—	1000

Faire digérer le cacao au B.-M. dans grammes 100 de vin, ajouter le quinquina et le reste du vin, faire macérer 10 jours et filtrer.

Vin de quinquina et cacao phosphaté

Phosphate monocalcique (1).......	gr.	20
Eau..........................	—	20
Sucre..........................	—	50
Vin de quinquina et cacao. Q. S. pour obtenir	litre	1

Vin de quinquina ferrugineux

Préparation défectueuse.

Vin de quinquina iodé

Extrait de quinquina gris.........	gr.	5
Sucre..........................	—	50
Vin iodé au Banyuls..............	—	950

Faire dissoudre l'extrait dans le sirop de sucre, mélanger avec le vin, laisser en contact 24 heures et filtrer.

(1) Phosphate bicalcique.................................... gr. 15
Acide phosphorique off. (D = 1,35). Q. S. environ.......... — 13

Vin de quinquina phosphaté

Phosphate bicalcique..............	gr. 13
Acide phosphorique off. (D = 1,35) environ........................	— 15
Eau distillée......................	— 20
Sucre........	— 50
Vin de quinquina au Malaga. Q. S. pour obtenir	litre 1

Vin de quinquina phosphaté à la viande

Phosphate monocalcique (1)........	gr. 20
Eau distillée......................	— 20
Extrait de viande..................	— 15
— de quinquina gris	— 10
Sucre..............................	— 50
Vin de Malaga.... Q. S. p. obtenir	litre 1

Vin de quinquina et cacao phosphaté à la viande

Phosphate monocalcique (1)........	gr. 20
Eau distillée......................	— 20
Extrait de viande..................	— 15
Vin de quinquina et cacao Q. S. p. obtenir	litre 1

(1) Phosphate bicalcique.. gr. 14
Acide phosphorique off. (D = 1,75). Q. S. environ.............. — 13

Vin reconstituant

Extrait de viande..................	gr.	15
— fluide de coca...............	—	10
Vin de quinquina et cacao phosphaté Q. S. p.	litre	1

Vin de safran

Safran incisé.................	gr.	4
Vin de Malaga blanc ou de Lunel	—	1.000

Faire macérer 4 jours et filtrer.
On peut encore opérer de la manière suivante :

Teinture de safran..............	gr.	40
Vin de Malaga blanc ou de Lunel	—	960

Vin tannique

Extrait de ratanhia................	gr.	5
Tannin..........................	—	5
Glycérine à 30°....................	—	30
Sucre..............................	—	50
Vin de Banyuls.... Q. S. p. obtenir	litre	1

Vin tannique créosoté

Créosote de hêtre.................	gr.	5
Alcool à 90°......................	—	90
Sucre..............................	—	40
Vin tannique simple. Q. S. pour obtenir	litre	1

Vin tannique phosphaté

Phosphate monocalcique (1)	gr.	20
Eau distillée......................	—	20
Vin tannique ..... Q. S. p. obtenir	litre	1

Vin triphosphaté glycériné

Phosphate de sodium.......... ...	gr.	3
— de potassium........ ..	—	6
— monocalcique..........	—	12
Glycérine pure..	—	100
Vin de Malaga... Q. S. p. obtenir	litre	1

Vin urané

Nitrate d'uranium	gr.	1.30
Glycérine..........................	—	50
Vin de Bordeaux rouge. Q. S. pour obtenir	litre	1

Vinaigre antiseptique

Acide salicylique.............	gr.	10
— acétique cristallisable.......	—	100
Essence d'eucalyptus.............	—	5
Eau de Cologne pour frictions	—	885

(1) Phosphate bicalcique........ .... gr. 14
Acide phosphorique off. (D = 1,75) Q. S. environ..... ...... — 13

Vinaigre de toilette

Teinture de benjoin de Siam..	gr.	40
Acide acétique cristallisable	—	50
Eau de Cologne extra.........	—	940

Sirop d'hypophosphite de calcium

Hypophosphite de calcium...	gr.	1
Eau distillée...	—	30
— de chaux.................. ...	—	6
Sucre blanc..................	—	64

Sirop de nucléines composé

Laitances de poisson...............	gr.	100
Glycérine	—	100
Eau salée au 1/20..................	—	100

Faire macérer les laitances pulpées dans le mélange de glycérine et d'eau salée ; passer à travers un linge.

Ajouter pour gr. 100 de liquide obtenu :

Sirop simple............	gr.	57
Alcool à 90°	—	8
Sucre vanilliné au 1/50	—	0.50
Arrhénal...........................	—	0.23

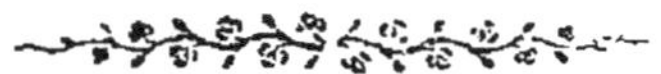

TABLE ALPHABÉTIQUE DES MATIÈRES

ORLÉANS — IMP. AUGUSTE GOUT ET Cie

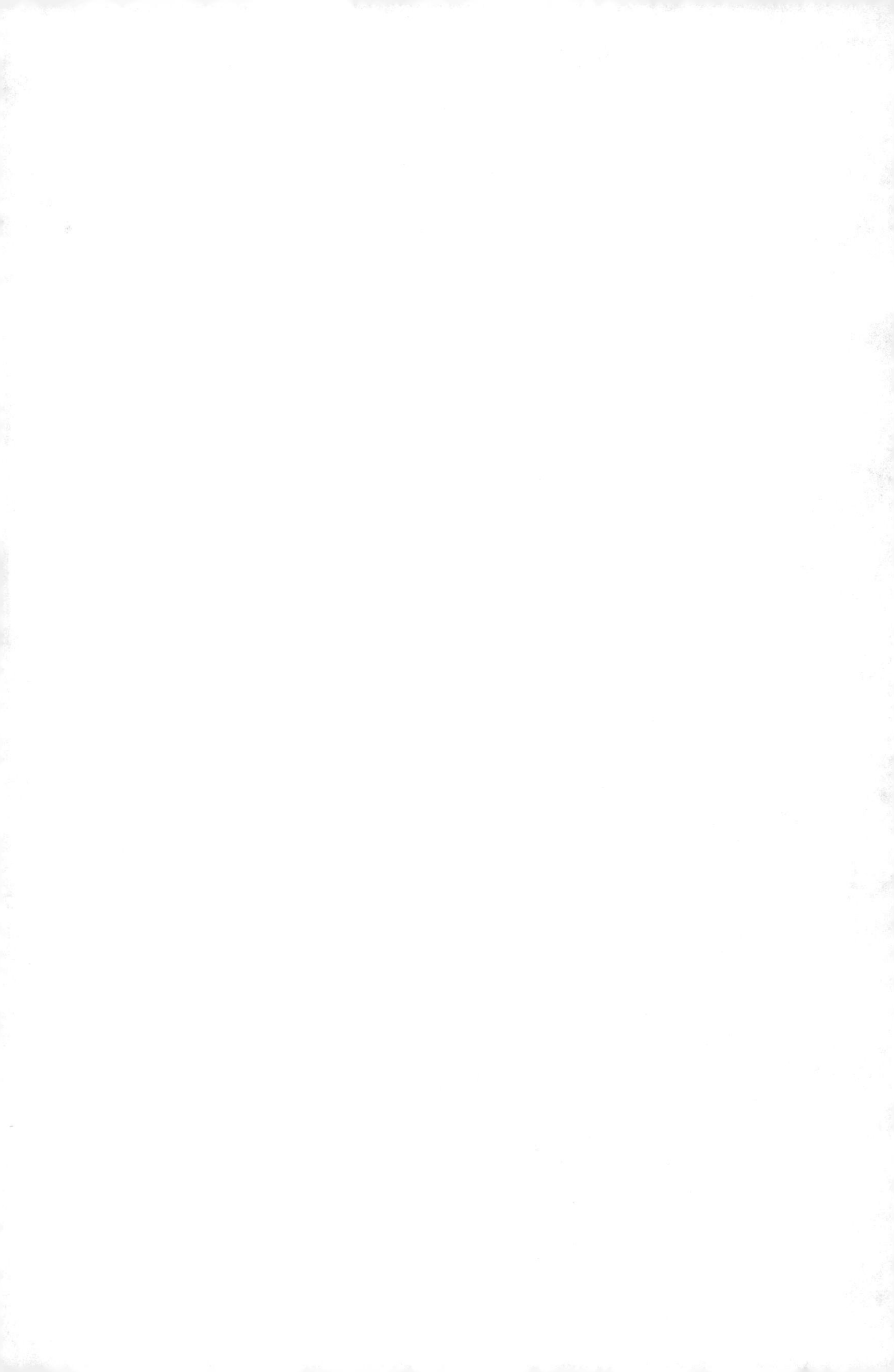

www.ingramcontent.com/pod-product-compliance
Lightning Source LLC
Chambersburg PA
CBHW071642200326
41519CB00012BA/2372

* 9 7 8 2 0 1 4 5 0 8 2 0 8 *